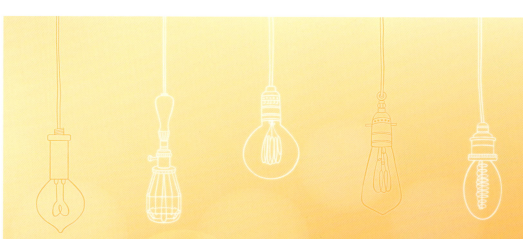

おひとりさま専門的口腔ケア

歯科衛生士による在宅単独訪問の実際

平松 満紀美
NPO法人 健口サポート歯るる　歯科衛生士

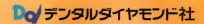

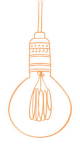

はじめに

　筆者が歯科衛生士になったころ、歯科衛生士は「死」と向き合うことのない職種でした。それから時が流れ、わが国は世界に類を見ない超高齢社会を迎え、「在宅医療・在宅介護」の時代に突入しました。同時に、訪問歯科診療が求められるようになり、続いて歯科衛生士による単独訪問が認められました。そのような訪問先は、多職種との情報共有と連携のもと、全身疾患を理解し、病態を把握したうえで診療をしなければならない場所でした。そして筆者は、患者さんの命の電池が切れるその日までを支援する、つまり歯科衛生士も「死」と直面する職種になったことに気づかされました。いま、「在宅医療・在宅介護」の現場では、訪問診療に関する知識と技術を身につけた歯科衛生士が行う専門的口腔ケアが必要とされています。

　本書は、筆者が手探りで「歯磨き」ではなく「専門的口腔ケア」を追求し、師や志同じくした仲間と出会い、切磋琢磨した日々のなかから、苦労や無駄を削ぎ落とし、歯科衛生士による単独訪問の診療現場で必要な情報収集、口腔ケア、口腔リハビリ、食支援、終末期、旅立ち、そして多職種連携などを、できるだけわかりやすくまとめました。現場をありのまま写した衝撃的な写真や実情を多く盛り込み、訪問現場の温度を感じられる一冊になったと自負しています。本書が、これから在宅単独訪問をスタートする方や、いま悩みながら携わっている方への一助となれば幸いです。

　最後に、発刊にあたり、デンタルダイヤモンド社編集部の木下裕介様に多大なるご支援をいただき、誠にありがとうございました。また、訪問歯科診療の現場で出会った方々には、写真などの掲載協力をいただいたことに深謝いたします。そして、資料のご提供などのお力添えしてくださった日本訪問歯科協会様には、この場を借りて厚く御礼申し上げます。

2018年　夏
NPO法人健口サポート歯るる
平松　満紀美

CONTENTS

はじめに ……………………………………………… 3

序章
01 訪問口腔ケアの現場を覗いてみませんか？① ……………… 8
02 訪問口腔ケアの現場を覗いてみませんか？② ……………… 14

1章 訪問口腔ケアの前準備
01 訪問口腔ケア開始前に知っておきたい実際の流れと予備知識 …… 20
02 情報提供書類の読み取り方と在宅医療を取り巻く環境 ……… 27

2章 訪問口腔ケアの実際
01 訪問口腔ケアのポイント＆ more ………………………… 38
02 訪問口腔ケアの手技 ……………………………………… 44
03 訪問口腔リハビリの実際 ………………………………… 48
04 訪問現場で出会う"認知症"を理解する ………………… 52
05 訪問現場で遭遇する認知症状の原因と対応例 …………… 59
06 口腔ケア＆口腔リハビリ、そして食支援の実際① ……… 68
07 口腔ケア＆口腔リハビリ、そして食支援の実際② ……… 76

おひとりさま専門的口腔ケア　歯科衛生士による在宅単独訪問の実際

3章 食支援
- **01** 「少しでも経口摂取させたい」に応えるために ……… 82
- **02** 栄養管理を学び、食支援に活かそう ……… 89

4章 多職種連携
- **01** 連携のポイント①　職域の理解 ……… 98
- **02** 連携のポイント②　事例紹介 ……… 106
- **03** 歯科衛生士単独訪問を支える連携 ……… 113

5章 終末期の訪問口腔ケアと歯科衛生士の役割
- **01** 終末期の訪問口腔ケア① ……… 122
- **02** 終末期の訪問口腔ケア② ……… 126
- **03** 終末期における看取りとしての口腔ケアと食支援 ……… 132
- **04** 歯科衛生士が患者の旅立ちに寄り添うとき ……… 138

序章

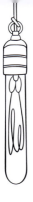

01 訪問口腔ケアの現場を覗いてみませんか？①

　歯科衛生士が単独訪問を始めるにあたり、誤嚥性肺炎予防のできる口腔ケアの実施が必須です。
　「それはわかっているけれど、現場にどのように伝えたらよいの？」
　「単独訪問で、どれだけお伝えできるのか不安だらけ」
　「要介護者への配慮の仕方がわからない」
　「どこから、どう手をつけてよいのか、わからない」
などと悩みながら、単独訪問をスタートしている方は珍しくありません。本項では、訪問に出かける前に、その実際を紹介したいと思います。

確認事項

1．訪問先の確認

　訪問に出かける前の予備知識として、「訪問の現場はどこなのか」を確認しておきます。病棟ならば、医療の現場であるため、命を救うこと、病気を治すことが優先です（医療保険）。居宅ならば生活の場面であるため、その人らしく生活を楽しむことを支援します（介護保険・医療保険）。

2．対象者の確認

　次に、対象者はどのような方なのかを確認しておきます。一人で外出することが困難な方、ほとんど寝たきりの方、認知症の方、歩行に支障がある方、そして全身状態など、外来受診が困難な理由を確認しておく必要があります。

事前の情報収集

　口腔ケアの依頼があったら、訪問先住所が訪問可能な範囲かを確認します。なぜなら、訪問できる範囲は、「拠点の歯科医院から直線距離で半径16km圏内」と決められているか

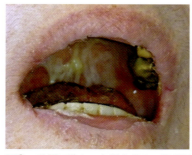
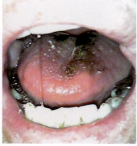

図❶ 訪問口腔ケアを行う前の口腔状況例。このような口腔内の方に対し、病態を把握し、バイタルの変化（SpO_2※など）を観察しながらケアを行うことが求められる

※ SpO_2（酸素飽和度）：血液中のヘモグロビンのうち、実際に酸素を運んでいるヘモグロビン［酸化ヘモグロビン：HbO_2］の比率のこと。パルスオキシメーターで計る。単位は％

らです。

　患者本人の依頼内容や病態確認（現病歴・既往歴・服薬情報など）のほか、ケアマネジャーや医科主治医を含む多職種の情報を入手し、駐車場の有無なども把握しておく必要があります。介護保険をおもちの方なら、ケアマネジャーから情報をいただけます。

訪問歯科衛生士が行う専門的口腔ケアとは

　訪問歯科衛生士として口腔ケアを行う際は、口腔機能を理解したうえで、「どうやってきれいにするか」よりも、「なぜ汚れているのか」を考えることが大切です。

　口腔内を清潔に保つことは重要ですが、時間をかければ他職種でもケアは可能かもしれません。しかし、汚れている原因を追求しなければ、毎回同じ口腔ケア（清潔保持のみ）を繰り返すだけとなります。歯科衛生士という、口腔ケアのスペシャリスト（専門的口腔ケア）として介入するならば、口腔内の状況をとおして全身状態に反映できる口腔ケアを追求しなければなりません。

　口腔の汚れの原因をわからずしてケアを継続しても、その汚れは繰り返されるだけです。訪問口腔ケアの現場では、図1のような口腔状況は珍しくありません。

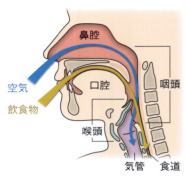
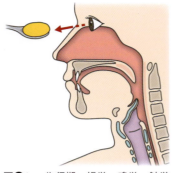
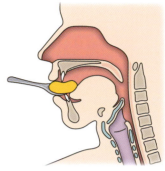

図❷a　嚥下のメカニズム。空気と飲食物の流れを把握しておく

図❷b　先行期。視覚、嗅覚、触覚などによって食べ物を認知し、口腔に運ぶ。「食べ物」だと認知する

図❷c　口腔準備期。食べ物を口腔内に取り込み、咀嚼⇒食塊形成

訪問先での情報収集

　本人・家族から、介護保険や医療保険の情報をいただき、現病歴や既往歴を確認し、歯科に関する困りごとをうかがいます。また、麻痺の有無などは聞き取り調査だけではなく、みなさん自身の目で確認してください。たとえば、立ち姿、歩く様子、座っている姿勢、喋り方、食べ方を含む口腔機能などです。義歯を修理すれば、食べられるようになると考えている方もいますので、食べられない理由が義歯だけではないことを伝えなければならない場面もあります。

　初診で観えてこなくても、何度か訪問しているうちに観えてくることもあります。見る、観る、診る、看る、の姿勢で介入しましょう。なお、誤嚥性肺炎予防のための「口腔ケアの必要性」について、簡単に説明できるようにしておくとよいです。

訪問する歯科衛生士に期待されていること①

　「歯磨きを手伝ってほしい」だけではなく、多くは「誤嚥性肺炎の予防」を期待されています。ここで必要となるのが、「誤嚥性肺炎とは何か」を知り、メカニズムを説明できるようにしておくことです。そして、「誤嚥性肺炎を予防するにはどうすればよいのか」を理解しておきましょう（図2）。

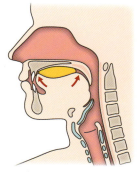
図❷d 口腔送り込み。舌により、食塊を咽頭に送り込む。舌は口蓋と接触し、口腔内を陰圧にする。このとき、しっかりと口唇閉鎖ができなければならない

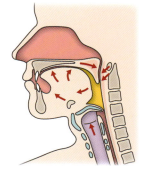
図❷e 食塊を咽頭⇒食道入口部へ送り込む

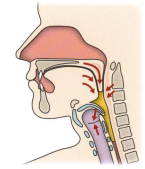
図❷f 軟口蓋が挙上し、舌骨、喉頭が上前方に挙上、食道入口部が開大すると同時に、喉頭蓋谷が下降。声門を閉鎖することで、誤嚥を予防する

> **Q** 歯がないのに口腔ケアが必要ですか？
> 口から食べていないのに口腔ケアが必要ですか？
>
> **A** 歯がなくても、口を使っていなくても、口腔ケアは必要です。なぜなら、口の働きは食べるだけではありません。喋る、呼吸するために必要な器官です。喋るためには、舌や頬の動きが必要であり、きれいな呼吸には、清潔な口腔が不可欠です。口腔ケアは、舌や頬の動きを促し、呼吸のお手伝いをしています。また、口から食べていなければ、ケアは必要ないとの考えは、「食べたら、歯を磨きましょう」と言われて育った環境に起因していると捉え、時代は「食べていなくても、口をきれいに保ちましょう」という考え方に変わってきていると伝えることも大切です。
>
> **Q** いつまで口腔ケアが必要ですか？
>
> **A** 入浴や身体の清拭と同じように捉えてください。生きていくうえで、入浴、洗顔、歯磨き、髭剃り、散髪、爪切りなどは、清潔保持のために必要なことです。

図❸ 現場でよく受ける質問と回答例

　図3のように、現場に出れば、患者や家族、多職種からさまざまな質問を受けます。そのため、ある程度は現場で回答できるために予備知識が必要です。このような情報交換が、多職種連携となるのです。

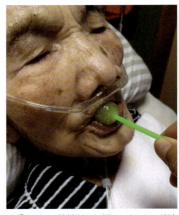
図❹a 口腔機能の確認。うまく唾液を飲み込めているか?

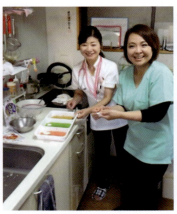
図❹b 口腔機能に合わせた食事作り

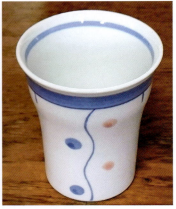
図❹c 食具選びも、食支援の一つ

訪問する歯科衛生士に期待されていること②

「入れ歯を修理してほしい」と言われたら、義歯修理をすれば満足いただけるのでしょうか。実は、修理を希望する理由は、その義歯を使って食べたいからです。安全においしく食べられるように支援してほしいというのが、現場が求めている思いなのです。最近よく耳にする「食支援」ということばは、歯科衛生士の専門性を発揮できる機会の一つです。なぜなら、私たちは口腔機能を確認して食形態をマッチングさせることができる職種だからです(図4)。

単独訪問の心構え

訪問担当の歯科衛生士として、「歯科医院の看板を背負っている」というプライドをもつことが必要です。また、現場では診査・診断ではない、「判断」が求められます。単独訪問においては、多職種連携より先に、歯科医師との連携が不可欠です。

また、口腔ケアの現場では、歯科衛生士の行動が見られています。たとえば、清潔・不潔の区別ができているのか、ケア中の動きに無駄はないか、ユニフォームや靴下の清潔感などです。

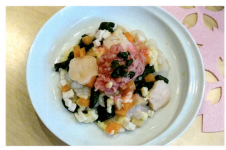

図④d　お粥ベースのちらし寿司

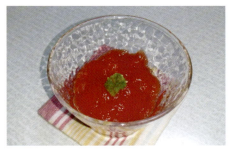

図④e　スイカのジュレ

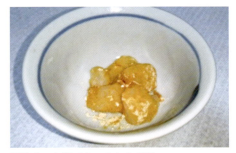

図④f　お粥で作ったわらび餅

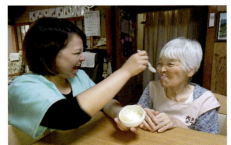

図④g　口腔機能にマッチしたおやつの提供例

　当然のことですが、ケア中のゴミはすべて持ち帰ります。訪問先で「ゴミは置いて帰ってください」と言ってもらえることもありますが、「私が仕事をした証ですので、持ち帰ります」などと伝えましょう。このとき、決して「医療廃棄物として廃棄しますから」など、配慮のない返答は厳に避けてください。ただし、訪問先が病棟や施設などの場合は、各所の感染対策に準じます。

　使わせてもらった机などの物品は、きれいにもとの状態にし、散らかしたままにしないようにします。残してよいのは"笑顔だけ"と考えましょう。

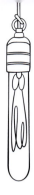

02 訪問口腔ケアの現場を覗いてみませんか？②

　前項では、訪問に関する予備知識や準備、また心構えや嚥下のメカニズムをおもにお伝えしました。本項では、現場でどのように判断して実践に活かしていくかを、現場に則してお伝えしたいと思います。

外来と訪問の違い

　外来では、どのように痛むのかを伝えられる方が受診されます。たとえば、歯医者が嫌いでも、我慢できない痛みがあるため、自ら口を開ける覚悟をもって外来受診します。一方、訪問口腔ケアの現場での対象者は要介護者であるため、口を開けてもらうにも一苦労です。指示が伝わらないこともありますが、頑なに拒否されることもあります。そのようなとき、病態や要望、歯科的困りごとの聞き取りから始まります。ご本人から聞き取れる場合もあれば、介護者などからの聞き取りになることも少なくありません。

　また、口腔内を観るにも、指示が伝わらず開口してもらうまでに時間を要することも珍しくありません。心が開かなければ、口は開かないともいわれており、私たちを受け入れてもらえなければ、口腔内を観ることさえもできないのです。

　声かけ1つにしても、声のトーンに配慮が必要です。年齢を重ねると、高音を察知することが困難になるため、枕元で大きな声で話しかけるよりも、できるだけ低い声で話しかけたほうが、声が届きやすくなります（有毛細胞）。

症例

　ここからは、ある患者とのかかわりをもとに解説します。

　新卒のDHと私が90代の男性患者のもとを訪れた際、新卒DHの挨拶には反応がなく、私が声かけすると返答があり、会話が弾みました。何度目かの訪問の際、新卒DHは「私は、嫌われているのか、受け入れてもらえていない気がする」とこぼしました。実は、彼

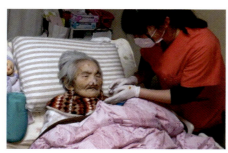

図❶　ア歯科 島田診療所での訪問風景

- 食物残渣はどこに付着しているか？
- 麻痺側？　・どこに麻痺？
- 唾液分泌は良好か？

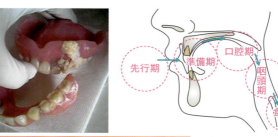

図❷　義歯の汚れで口腔機能の確認。左側にトラブルありと判断し、リハビリに繋げる

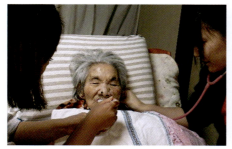

図❸　無歯顎の方の食支援、頸部聴診にて嚥下音確認（口腔機能と食形態のマッチング）

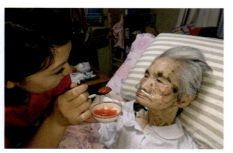

図❹　口腔機能に合った食形態で安全においしく味わえるよう支援

女の声が相手に届いていなかっただけで、試しに彼女が低い声で話しかけると反応があり、会話が弾みました。声が届くには、年齢によるエリアがあるのです。

● Point：歯科医師に同行（歯科訪問診療補助加算）

在宅療養支援歯科診療所に属する歯科衛生士が、歯科医師の訪問に同行し、歯科訪問診療の補助を行った場合、歯科訪問診療補助加算を算定することができます（図1）。

● Point：医師もしくは歯科医師の指示のもと（摂食機能療法）

摂食機能障害を有する患者に対して、個々の患者の症状に対応した診療計画書に基づき、医師もしくは歯科医師の指示のもと、歯科衛生士（他に言語聴覚士、看護師、准看護師、理学療法士、作業療法士）が1回につき30分以上訓練指導を行った場合に算定できます（図2〜4）。

表❶ 口腔内の問題点とは何か？

① むし歯
② 歯周疾患
③ 口腔内乾燥（唾液は出ているか）
④ 分泌物や痰などの付着物
　（どこに何が付着しているか）
⑤ 義歯の有無（使用できる状態か）

表❷ 口腔ケアの実際

どこを診る	→	咽頭、舌、軟口蓋、硬口蓋、頰粘膜、歯、歯肉
何を診る	→	付着物、ドライ感、色
何をどう使う	→	口腔ケアグッズの選択（処方）

　義歯の汚れ具合を見て口腔機能評価を行う場合もあれば、検査食を用いて嚥下評価することもあります。その結果に基づき、リハビリ方法を考えて実施します。また、本人を含む関係者に、日常のケアでの注意点などをアドバイスします。

DHとしての専門的口腔ケア＆単独訪問

　「専門的口腔ケアの現場では、どのようなお気持ちでケアしていますか？」とよく尋ねられます。私は、30年後の自分がおそらく要介護者になったときを想定し、希望する口腔ケアと口腔リハビリをしています。そこにいる患者が自分だったら、清潔・不潔を明確にし、よく観察しながら手抜きしないケアを実施するはずと考えるからです（表1）。

口腔内の問題点とは何か？

　外来受診の患者は、直接困りごとを訴えてくれますが、訪問先では困りごとを伝えきれない方も多いため、本人、家族、ケアマネジャー、医師、看護師、ヘルパーなどから聞き取りを行い、困りごとを把握しなければなりません。また、現場での判断として、バイタル、口腔状況、姿勢、歩き方、体重の変化など、訪問するたびに把握し、変化状況を確認します（表2）。

口腔ケアグッズ

　口腔ケアの現場で必要なグッズとして、パルスオキシメーター、聴診器（頸部聴診）、血圧計、体温計、時計、グローブ、スポンジブラシ（数種類）、歯ブラシ（数種類）、歯間ブラシ、フロス、保湿剤、保湿スプレー、義歯洗浄ペースト、義歯洗浄剤、フッ化物、ゴミ袋、アルコール綿、ペーパータオルなどがあります（図5）。

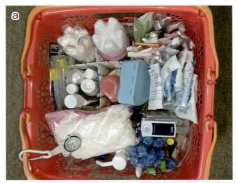

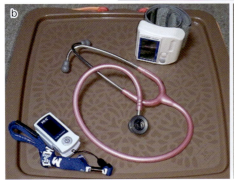
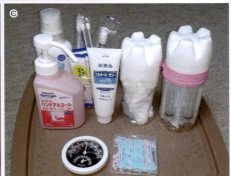

図❺ a〜c　口腔ケアグッズ

義歯洗浄に自信がありますか？

　義歯の汚れは見落とされていることが多く、義歯を外し、義歯洗浄剤に浸せば洗浄完成と考えている方も少なくありません。まずは、目に見える汚れや触って感じる汚れは、義歯用ペーストを使用して義歯ブラシを用いて機械的に除去し、それから目に見えない汚れを義歯洗浄剤に浸して除菌する必要性があることを、専門職としてアドバイスしましょう（図6、7、表3）。
　時には、歯科衛生士自ら義歯洗浄後に染め出し確認をしてみてください。意外と汚れを残しているものです。外来受診の義歯と、要介護者の義歯の汚れ具合も確認できます（図8）。

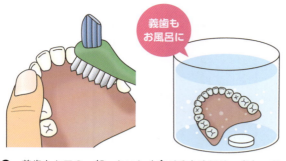
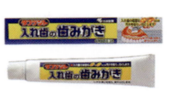
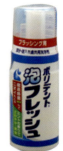

図❻ 義歯もお口の一部。おいしく食べるためには、きれいに洗っておく

図❼ 義歯用ペースト

表❸ 義歯の洗浄

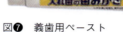

自立していると思われる人ほど危険！

義歯洗浄剤の捉え方
- 除菌率99.9％ ➡ 浸すだけできれいになるわけではない
- 目に見える汚れは義歯ブラシで機械的に落としたうえで、目に見えない細菌を取り除くために義歯洗浄剤を用いる
- 義歯装着前に水洗いをする

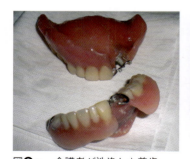
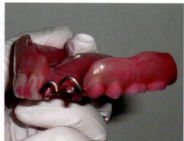
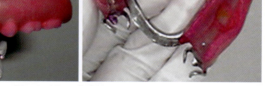

図❽a　介護者が洗浄した義歯　　図❽b　染め出し液にて汚れを確認。義歯洗浄について、アドバイスをした

　食べているときと同じ刺激を与える口腔ケアが本来の口腔ケアと捉え、味覚刺激と圧刺激を与える口腔ケアを実施しましょう。

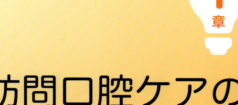

訪問口腔ケアの前準備

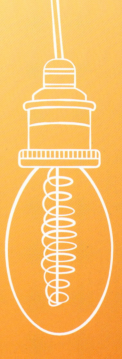

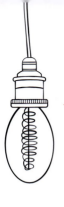

01 訪問口腔ケア開始前に知っておきたい実際の流れと予備知識

　本項では、訪問口腔ケアを開始する前に準備すべきこと、予備知識として介護保険、医療保険などの種類や取り扱いについてご紹介します。また、訪問までの流れや関係書類についても解説します。

　訪問口腔ケアを依頼されたとき、まずは先方の住所が訪問できる範囲なのかを確認します。なぜなら、訪問は拠点歯科医院から半径16kmの範囲内と定められているからです。

　また、訪問先が居宅（居宅系含む）か、それとも施設・病院なのかも確認が必要です。その理由は、居宅なら介護保険の適応となりますが、施設・病院では医療保険の適応となるからです。その他、車で訪問する場合は、訪問先の駐車場の有無、一方通行なども把握しておくと便利です（表1）。

訪問までの流れ

　訪問口腔ケアは、ケアマネジャー、主治医、ご家族から依頼されることが多く、まず訪問可能かどうかの問い合わせがあります。その際、訪問先住所や患者さんの病状などを確認します。訪問することが決まれば、ケアマネジャーや主治医より、情報提供書類が送られてきます。

　情報提供書類には、氏名、住所、電話番号の他に、主たる介護者（キーパーソン）の続

表❶　訪問前の確認事項

拠点歯科診療所から半径16km範囲内
①訪問の依頼（ケアマネジャー、主治医、本人およびご家族から）
②訪問先の確認（場所＝居宅 or 施設、駐車場の有無）
③情報提供書類の確認（現病歴、既往歴、投薬情報などの記載）

柄・連絡先が記載されています。現病歴、既往歴、投薬情報のほか、現状に至るまでの情報が記載されています。介護認定を受けている人なら、介護保険被保険者証の情報もいただけます。また、主治医、訪問看護師、訪問ヘルパーなどの訪問予定が記載された週間スケジュールも送られてきます。スケジュールからは、往診の主治医、ケアマネジャー、訪問看護師など、多職種がどのような場面でかかわっているのかが垣間見えます。

その後、ケアマネジャーもしくは訪問先と連絡をとり、双方のスケジュールを調整して訪問日時を決定します。

ご案内パンフレット

歯科訪問診療および訪問口腔ケアについてのご案内パンフレットが1枚あると便利です。内容は、下記事項が簡単に記載してあるとよいでしょう。

①訪問診療の対象になる方とは？（歯科医院への通院が困難な方・入院中の方・有料老人ホームに入所の方など）
②訪問可能な範囲（エリア地図）
③費用（介護保険・医療保険が利用可能）などの他、口腔ケアの実施で期待できること（誤嚥性肺炎の予防、口腔機能の維持・向上など）

初回訪問時に、パンフレットを用いて訪問診療や訪問口腔ケアについてわかりやすく解説することができます。また、困りごとのチェックシートなどもあれば、現状を聞き取りやすいでしょう。

訪問先で行うこと

訪問診療では、歯科衛生士に何が求められているのでしょうか。まずは困りごとを確認します。誤嚥性肺炎の予防なのか、それとも食支援なのか。歯科衛生士は、月に4回の訪問となりますので、日常的なケアは本人および介護者、そして関係する多職種の方にお願いすることになります。

専門的口腔ケアを実施することにより、清潔を保って誤嚥性肺炎を予防します。それ以外は、本人および介護者による口腔ケアに頼らざるを得ません。その場合、口腔ケアのポイントを簡潔にアドバイスしておく必要があります。現状の評価を行い、状況を説明できるようにしておきましょう（図1）。

また、安全においしく経口摂取できるようになることを期待し、口腔リハビリテーショ

- 問診、既往歴、現病歴、摂食などの現状 ➡ 誤嚥性肺炎の経験は？
- 口腔諸器官の動き
- 何が邪魔してうまく食べられないのか ➡ 口腔機能と食形態のマッチング
- 手の動き、口唇、舌の動きなど

アドバイス内容
- 食環境は？
- 食内容は？
- 機能訓練は？

図❶　現状評価とアドバイス

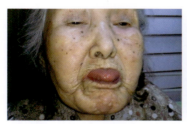

a：舌挙上困難

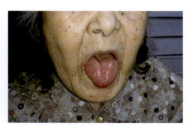

b：舌の突出は良好

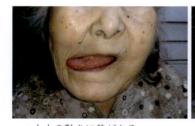

c：左右の動きに差がある

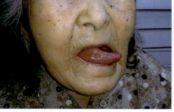

d：健口体操を頑張る様子

図❷ a〜d　口腔機能の確認（＝舌機能）

ン（摂食機能療法）を希望された場合、口腔機能と食形態がマッチングしているのかを確認する必要があります（**図2、3**）。加えて、食べているときの姿勢やテーブル・椅子の高さ、食具についても、アドバイスの対象となります。

食形態のアドバイス

●症例：ご家族の思い

　患者は95歳の女性で、「喉に詰まらせてもよいから、巻き寿司を食べさせてあげたい」

図❸ 左：摂食・嚥下障害の質問用紙、右：摂食・嚥下障害評価表（参考文献[1]より引用）

とご家族から相談されました。ご本人が「巻き寿司が食べたい、巻き寿司を食べたい」と毎日のようにおっしゃるので、その気持ちに添いたいということでした。私は、「嚥下に問題のある状態では、巻き寿司を摂取するのはリスクが高い」ことを、嚥下のメカニズムなども含めて説明しました。

さらに、「好物を食べさせてあげたいご家族の気持ちは理解できます。しかし、万が一窒息した場合は、いくら本人の希望とはいえ、十字架を背負うことになります」と説き、後悔しないためにも巻き寿司は諦めていただきました。

その代わり、お粥を使ったちらし寿司の作り方をアドバイスしました。温かいお粥に酢

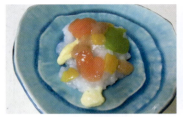 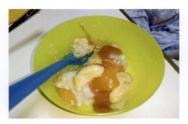 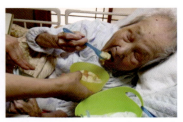

図4a　お粥で作るちらし寿司のレシピを伝える　　図4b　一緒に、お好みのちらし寿司に仕上げる　　図4c　自力で経口摂取（直接訓練）

の香りで食欲がわいたようで、おいしそうに召し上がっていただき、ご本人・ご家族ともに満足してくださいました（図4a～c）。

保険証の種類を確認

- 介護保険（表2）
- 医療保険（表3）
- 特定疾患受給者証（表4）
- 重度心身障害者受給者証

介護保険被保険者証の読み取り方

　要介護者は、医療保険被保険者証の他、介護保険被保険者証をお持ちの方もいます（申請中含む）。介護保険被保険者証を持っている場合、医療保険より介護保険が優先となるため、必ず確認が必要です。認定されている介護区分、認定有効期間、負担割合を確認しましょう（図5）。介護保険のレセプト作成に必要な項目です。
　訪問歯科における居宅療養管理指導（表5）とは、歯科衛生士が行う口腔ケアなどにかかわる実地指導で、ケアプランと直接の関係がない独立した介護サービスです。

歯科衛生士の行う居宅療養管理指導

　口腔機能スクリーニング、アセスメント、管理計画、モニタリング、評価などです。なかでも、口腔機能向上に関する管理計画・実施記録では、ご本人やご家族の希望に加え、解決すべき課題や目標を記載します（図6）。

表❷　介護保険

居宅および居宅系に適応
居宅系とは？
- 自宅
- 養護老人ホーム
- 有料老人ホーム
- 宅老所
- 高齢者専用賃貸住宅
- サービスつき高齢者住宅
- グループホーム
など

表❸　医療保険

- 入院患者
  （歯科が併設されていない病院）
- 特別養護老人ホーム＝特養
- 介護老人保健施設＝老健
- 介護療養型医療施設

表❹　特定疾患受給者証とは？（参考文献[2]より引用改変）

指定難病の医療助成を受けるためには、「医療受給者証」が必要です。対象となっている疾病と診断された場合は、診断書と必要書類を合わせて、都道府県窓口に申請をします。認定されれば、「医療受給者証」が交付され、指定医療機関で医療費の助成が受けられます。

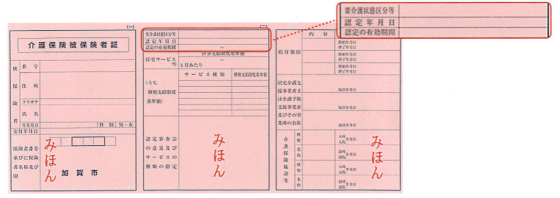

図❺　介護保険被保険者証の見本。氏名、生年月日、記号・番号の他、要介護状態区分、認定年月日、認定の有効期間を確認する（参考文献[3]より引用改変）

表❺　居宅療養管理指導

- 歯科の居宅療養管理指導料は別枠算定。支給限度基準額の対象外のため、基準額に含まない（別途会計）
- 居宅療養管理指導料は、四捨五入せず1円単位で徴収
- 居宅療養管理指導は、歯科医師は月に2回まで、歯科衛生士は月に4回まで

図❻ 口腔機能向上サービスの管理指導計画・実施記録記入例（参考文献[4]より引用改変）

【参考文献】
1) 大熊るり，藤島一郎，他：嚥下障害のスクリーニングのための質問紙の開発．日摂食嚥下リハ会誌，6(1)：3-8，2002.
2) 難病情報センターホームページ（2017年1月現在）．
3) 加賀市役所ホームページ：https://www.city.kaga.ishikawa.jp/
4) 口腔機能向上サービスの管理指導計画・実施記録：http://www.roken.or.jp/wp/wp-content/uploads/2012/08/koku2_H24.pdf

情報提供書類の読み取り方と在宅医療を取り巻く環境 02

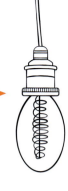

情報提供書類

　情報提供書類とは、おもにケアマネジャーおよび主治医より送られてくる書類です。

　氏名、性別、生年月日、年齢、住所、電話番号、キーパーソンの連絡先、患者の既往歴、現病歴、症状、ADL、処方内容、家族の介護態勢、在宅サービスの利用状況などが記載されています（図1a～d）。

図❶a　居住サービス計画書（1）

| 第2表 | | | | 居宅サービス計画書(2) | | | | 印刷日 | 平成28年12月26日(月) |
|||||||||作成年月日|平成28年12月26日(月)|

利用者名

生活全般の解決すべき課題(ニーズ)	目標				援助内容				
	長期目標	(期間)	短期目標	(期間)	サービス内容	※1	サービス種別	※2	頻度	期間
寝返りや立ち座りが困難だが、寝たきりにはなりたくない	自分も家族も無理なく生活できる	H28.12.01～H29.02.28	起き上がりや立ち上がりを容易にできる	H28.12.01～H29.02.28	介護ベッドの利用	○	福祉用具貸与		適宜	〃
			自宅中の移動ができる	H28.12.01～H29.02.28	車いすの利用	○	〃	〃	適宜	〃
	生活動作で自分のできることは続ける	H28.12.01～H29.02.28	生活動作の自立度が上がる	H28.12.01～H29.02.28	生活動作訓練、動作評価、自主訓練と家族への介助指導	○	訪問リハビリテーション		週2回	〃
					四肢マッサージ、関節可動域訓練、自主訓練と家族への介助指導	○	訪問看護		週2回	〃
	介助によりおしめ交換と更衣ができる	H28.12.01～H29.02.28	おしめ交換と更衣時の協力動作が増える	H28.12.01～H29.02.28	おしめ交換と更衣を動作を促しながら介助		家族		適宜	〃
						○	訪問介護		週5回	〃
						○	訪問介護		週2回	〃
皮膚を清潔に保ちたい	感染症や褥瘡を予防して過ごす	H28.12.01～H29.02.28	皮膚トラブルの原因を減らす	H28.12.01～H29.02.28	皮膚の観察、体位変換、清拭		家族		適宜	〃
						○	訪問介護		週5回	〃
						○	〃		週2回	〃
					エアマットでの体圧分散	○	福祉用具貸与		適宜	〃
	安全に入浴でき、快適に過ごす	H28.12.01～H29.02.28	定期的に入浴できる	H28.12.01～H29.02.28	入浴介助(更衣、おしめ交換、洗身、洗髪、浴槽の出入り、清拭)、シーツ交換	○	訪問入浴介護		週1回	〃
食事をむせないように美味しく食べていきたい	嚥下機能の向上、誤嚥性肺炎のリスク軽減が図れる	H28.12.01～H29.02.28	嚥下機能の維持向上ができる	H28.12.01～H29.02.28	嚥下機能の評価、口腔ケア、指導	○	居宅療養管理指導		適宜	〃
			食事と口腔ケアができる	H28.12.01～H29.02.28	食事準備、食事姿勢の介助、食事介助、口腔ケア		家族		適宜	〃
						○	訪問介護		週5回	〃
						○	〃		週2回	〃
介護と福祉のサービスを有効に使いたい	介護に必要な情報を知り、介護に伴う経済的負担を減らせる	H28.12.01～H29.02.28	必要な支援を受けられる	H28.12.01～H29.02.28	おしめの支給		家族介護用品支給事業			〃
					相談、情報提供	○	居宅介護支援		適宜	〃

※1 「保険給付対象かどうかの区分」について、保険給付対象内サービスについては○印を付す。
※2 「当該サービス提供を行う事業所」について記入する。

図❶b 居住サービス計画書(2)

●情報1

まず、氏名、性別、年齢、住所の記載を確かめ、次にキーパーソンやケアマネジャーとの連絡先を確認します。

●患者情報(例)

- 氏名：○○○○
- 性別：男性

図❶c　サービス提供票

- 生年月日：1926（大正15）年○月○日、90歳
- 住所：○○県○○○○○
- 電話番号：012-345-XXXX
- 連絡先：ご自宅　奥様（キーパーソン）
- 担当ケアマネジャー：○○○○
- 電話番号：098-765-XXXX

●**情報2**

　状態の把握を行い、意思疎通が可能かを確認します。

●**診断（例）**

①脳梗塞（左内頸動脈閉塞）

図❶d　週間サービス計画表

②運動性失語症（理解力低下）
③糖尿病
④高血圧
⑤見当識障害（地理的）
● **情報3**
　ADLの確認をします。ADLとは日常生活動作のことで、日常生活を営むうえで、普通に行っている行為、行動をいいます。具体的には、食事や排泄、整容、移動、入浴などです。
● ADL（例）
・食事：経口摂取

- 排泄：トイレ
- 清潔：奥様による入浴介助
- 移動：室内は、フリーハンド歩行。地理的見当識障害があるため、屋外は付き添いが必要
- 睡眠：問題なし
- コミュニケーション：言語障害あり。発語は少ないが、こちら側の声かけに理解良好
- 麻痺：なし

◉ 情報4

既往歴と現病歴を確認します。

● 既往歴と現病歴（例）

　平成○○年○月○日、診断①脳梗塞を発症。○○病院に救急搬送、保存的治療を行うも、高次脳障害、失語症が残った。住環境を整えて、○月に退院。平成○○年○月○日、当院を初診となる

◉ 情報5

家族の介護力を確認します。

● 家族の介護体制＝介護力（例）

- キーパーソン：妻
- 長男夫婦と同居している
- 長男夫婦はともに勤めに出ており、昼間は患者本人と妻のみ

◉ 情報6

　介護サービスの利用状況を確認することにより、どのようなサポートを受けているのかを確認できます。また、多職種の介入スケジュールを知ることができます。

　たとえば、1日にたくさんの職種が介入するよりも、1週間を通して多職種で介入したほうが、独居または老介護における体調や生活の変化に関して、早期発見に繋がります。

● 在宅サービスの利用状況（例）

- ○○○○○指定居宅介護支援事業所：○○ケアマネジャー
- 訪問リハビリ：○○○○リハビリ訪問看護ステーション（火・木曜日の○時）
- 往診：○○○○診療所　○○医師（隔週、火曜日）
- 薬局：○○○調剤薬局
- 歩行器貸与

◉情報7

　直近の診療による患者情報と、訪問口腔ケア（居宅療養管理指導）を依頼することになった理由が記載されています。

●直近の診療内容
- 血圧：148/64mmHg
- 脈拍：75/分
- SpO_2：98％
- 体温：37.1℃
- 口腔内：舌苔はやや黄色、乾燥あり
- 胸部：正常呼吸音

●妻からの情報
- 食事量は少なく、普段の2割程度の摂取
- きれいな尿と便が出ている
- 昨日から薬を飲んでいる
- 経口補水液を飲みにくそうにしている
- ヘルパーさんが入った

●訪問看護記録
　喀痰多量。排痰、普通便少量あり

※食事摂取の不良があり、口腔ケアおよび嚥下リハビリの導入が望まれる。平松DHに依頼相談

　情報提供書類のなかには、馴染みのないことばも使われています。

障害高齢者の日常生活自立度

　障害高齢者の日常生活自立度（寝たきり度）は大きく4つのランクに分けられています（**表1**）。

認知症高齢者の日常生活自立度

　認知症高齢者の日常生活自立度とは、高齢者の認知症の方にかかる介護の度合い、大きさをレベルごとに分類したものです。レベルには「自立・Ⅰ・Ⅱa・Ⅱb・Ⅲa・Ⅲb・Ⅳ・M」の8段階あり、Ⅰに近いほうが軽く、Mに近いほうが重くなります（**表2**）。

表❶ 障害高齢者の日常生活自立度（寝たきり度）

ランクJ	何らかの障害があり不自由ではあるが、日常生活はほぼ自立し外出可能
ランクA	屋内での生活はおおむね自立しているが、外出には介助が必要
ランクB	屋内での生活では何らかの介助を必要とし、日中もベッド上での生活が主体である。しかし、座位を保つことが可能である
ランクC	1日中ベッド上で過ごし、排泄、食事、着替えにおいて介助を必要とする

表❷ 日常生活自立度の判断基準一覧（参考文献[1]より引用改変）

レベル	判断基準
Ⅰ	何らかの認知症を有するが、日常生活は家庭内および社会的にほぼ自立している状態。基本的には在宅で自立した生活が可能なレベル
Ⅱa	日常生活に支障を来すような症状・行動や意思疎通の困難さが家庭外で多少見られても、誰かが注意していれば自立できる状態
Ⅱb	日常生活に支障を来すような症状・行動や意思疎通の困難さが家庭内で見られるようになるが、誰かが注意していれば自立できる状態
Ⅲa	日常生活に支障を来すような症状・行動や意思疎通の困難さがおもに日中を中心に見られ、介護を必要とする状態
Ⅲb	日常生活に支障を来すような症状・行動や意思疎通の困難さが夜間にも見られるようになり、介護を必要とする状態
Ⅳ	日常生活に支障を来すような症状・行動や意思疎通の困難さが頻繁に見られ、常に介護を必要とする状態
M	著しい精神症状や周辺症状あるいは重篤な身体疾患が見られ、専門医療を必要とする状態

●認知症高齢者への接し方例1
●テーブルの上に置き忘れた財布を「財布がない」と探しているとき

　まずは受容して「一緒に探します」と声をかけ、ご本人の目がテーブルに向くように誘導します。そして、ご本人が財布を発見できるように促します。「ここにあります」と先に見つける状況をつくると、自尊心を傷つけるばかりでなく、あなたが「隠した」と疑われることに繋がります。

●認知症高齢者への接し方例2

● 食後にもかかわらず「ご飯まだですか？」、「私だけ、ご飯を食べていない」と言われた場合

「さっき、食べたでしょ！」などとは応えず、「いま、用意してきますね。待ってくださいね」とお伝えします。認知症高齢者が、何を望んでいるのかを聞き取り、優しく柔らかく対応しましょう。

介護力

　在宅医療もチーム医療です。病院で受けられる医療を、在宅でサポートします（図2）。患者本人を中心とし、介護者であるご家族を多職種でサポートします。私たち歯科衛生士も、そのスタッフの一員です。どのような職種の方が、どのような役割を担っているのかを把握しておくことが大切です（図3）。

　病態に何かあれば、医師が往診してくれます。点滴などの処置が必要になれば、医師の指示で訪問看護師が対応してくれます。褥瘡などのトラブルにより、エアマットへの交換が必要となれば、ケアマネジャーがベッド交換の手配をしてくれます。リハビリが必要になれば、理学療法士や作業療法士の訪問リハビリが受けられます。入浴も、経験を積んだスタッフによる訪問入浴を自室で受けられます。訪問ヘルパーによる食事介助やおむつ交換などのサポートがあり、薬剤師が処方された薬を届け、薬の説明もしてくださいます。

　そして、私たち歯科衛生士は、「病態や口腔に変化はなかったか」を聞き取り、口腔ケアや口腔リハビリを行います。単独訪問時に口腔のトラブルを発見した際には、迅速に歯科医師に連絡を入れて指示を仰ぎ、対処します。歯科医師と歯科衛生士の連携が活きる場面です。多職種との連携は、歯科領域として対処したこと、また口腔だけではなく、脱水や発熱などの変化や全身状態が気になることを、ケアマネジャーや医師、訪問看護師などに連絡を入れます。このとき、患者本人の状態だけではなく、介護者であるご家族の体調など、気になることも併せて連絡します。関係者全員でなくても、キーパーソンとなる方に連絡することで、他の職種にも伝わります。

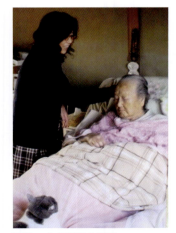

図❷　在宅医療の様子

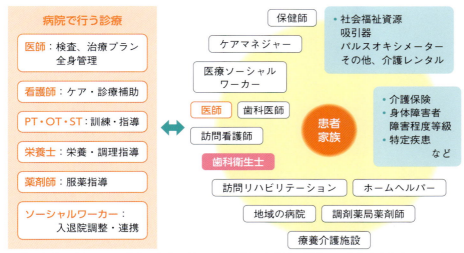

図❸　在宅医療もチーム医療。患者に対して他施設・多職種で対応し、患者を中心とした、緩やかな地域医療チームで行う（参考文献[2]）より引用改変）

ある経験から

●虐待の疑いがあったら……

　あるとき、患者本人に不自然な傷やあざ、また怯える仕草が見られたので、その場で介護者を問い詰めたりせず、その旨をケアマネジャーに連絡しました。ケアマネジャーがすぐに訪問し、介護者に話を聞いてくださり、「介護疲れにより、つい叩いてしまった」ということでした。そのときは、患者本人にショートステイを利用してもらい、介護者にリフレッシュする時間をもてる環境をケアマネジャーが整えてくださいました。

　もしも虐待の疑いがある場面に遭遇したら、ケアマネジャーなどに相談してください。在宅医療では、介護者の時間やメンタル面へのサポートも大切なのです。

【参考文献】
1）認知症ねっと：https://info.ninchisho.net/care/c140
2）馬木良文：在宅で行うチーム医療のかたち．あおぞら内科，2012．

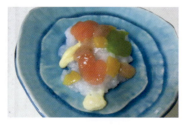

訪問口腔ケアの実際

2章

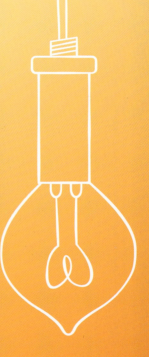

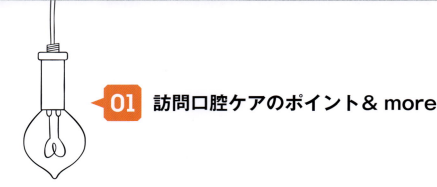

01 訪問口腔ケアのポイント & more

　私たち歯科衛生士は、各所から誤嚥性肺炎予防を期待されて、口腔ケアの依頼を受けます。ですから、歯科衛生士が口腔ケアで介入した後に熱発が起こるなど、あり得ないことです。本項では、口腔ケアに介入する際、配慮しなければならないポイントをご紹介します。そして、口腔を預かる専門職として、私たち歯科衛生士が口腔ケアを行う際は、「どのようにしてきれいにするか」よりも、「なぜ汚れているのか」を考えることが大切です（図1）。そのための口腔機能のチェック方法、さらにはバイタルチェック時の基準値、ケア中のポイントなども併せてお伝えします。

誤嚥性肺炎はなぜ起きる？

　口腔内の不潔による誤嚥性肺炎と、逆流による誤嚥性肺炎があることを理解し、現場で説明できるようにしておく必要があります。前者の誤嚥性肺炎を予防するために歯科衛生士ができることは、口腔ケアを徹底し、口腔内を清潔にすることです（図2）。

　誤嚥性肺炎の予防では、日常のケアにおいて、誤嚥と気道分泌貯留をいかに防ぐかが重要であり、口腔ケア時のポジショニングが大切です。このポジショニングは食事時も同様です（図3）。

　口腔ケアで用いる基本セットを、図4に示します。ケア時に使用する水は、つねに清潔なものを使用します（図5）。口腔ケアの際、一度拭ったスポンジブラシをカップの中で洗浄すると、白っぽく濁ります。この濁り水は、うがいして吐き出した水と同じであると認識しなければなりません。あなたは、うがい後の水で、もう一度うがいをしますか？自分がされたくないことを患者さんに強要するのは、当然 NG です（図6）。

口腔ケア時に観察すべきこと

　バイタルが安定しているかを、パルスオキシメーターや血圧計、体温計などで確認しま

専門職である歯科衛生士が行う口腔ケア

歯科衛生士が口腔ケアを行う際は、口腔機能を理解したうえで、

どうやってきれいにするか よりも、

なぜ汚れているのか を考えることが大切！

→ 誤嚥性肺炎の予防

図❶　誤嚥性肺炎を予防する口腔ケアのポイント

- 麻痺側を確認し、健側を下に（ポジショニング）
- ポジショニング
  足底接地・姿勢保持・うなずき（Ｚライン：図3）
- 清潔な口腔ケア用品
- ケア中の水は清潔に
- 義歯の洗浄を徹底
- 菌の回収

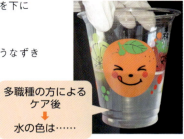

多職種の方によるケア後
→ 水の色は……

図❷　誤嚥性肺炎を誘発させないポイント

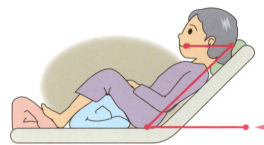

誤嚥性肺炎の予防には、日常のケアにおいて、誤嚥と気道分泌貯留をいかに防ぐかがポイント。だから、ポジショニングが重要!!

→ 足底接地・姿勢保持・うなずき（Ｚライン）

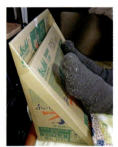

図❸　ポジショニング。足底接地（右）

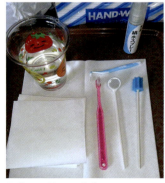

図❹　口腔ケア基本セット

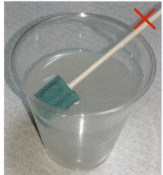

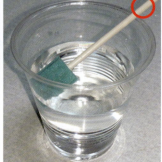

図❺　ケア時の水は、つねに清潔なものを使う

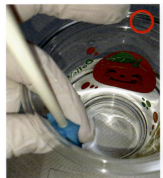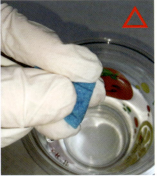

図❻　スポンジの絞り方。ダーティエリアは最小限にする。左は中指1指のみ、右は3～4指を使って絞っている

SpO₂＝酸素飽和度	PULSE（脈拍：回/分）	
手指が冷えていると計測されないので、ホットパックなどで温めるとよい 基準値：94~97%	高齢者 中学～成人 小　児 乳　児	60 ～ 80 60 ～ 100 70 ～ 110 100 ～ 140

図❼　口腔ケア時に観察すべきこと

す。また、患者さん本人や介護者からの聞き取りによって判断します。ただし、手指が冷えていると、パルスオキシメーターが反応しません。そのようなときは、手指をホットパック（蒸しタオル）などで温めてください（図7）。

どこを観るのか、何を観るのか

　咽頭・舌・軟口蓋・硬口蓋・頬粘膜・歯・歯肉の観察を行います。歯と歯肉だけを観ていても、何も解決しません。口腔ケアは、ただの歯磨き、入れ歯磨きではないのです（図8）。
　付着物がどのように付いているのか、また、なぜ付着しているのかを考えてみましょう（図9）。

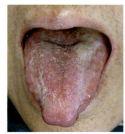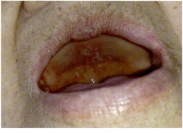

図❽ 口腔カンジダ症（癌：ターミナル期の口腔）。絹水スプレー（生化学工業）を使用し、口腔ケアを実施。ケア後はフロリードを塗布し、セルフケアでも使用するように伝える

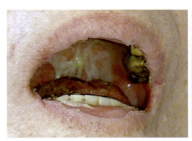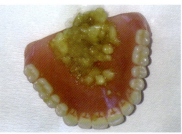

図❾ 口蓋部のチェック。なぜ口蓋に付着するのかを考えなければならない

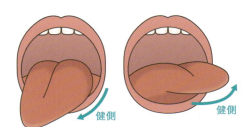

図❿ 舌の機能チェック

表❶ 口腔機能のチェック項目

現場で確認する事項	家族などからの情報
・片側の口角が下がっている ・口腔内の汚れ状態 ・流涎がある ・口腔内乾燥 ・つねに開口状態 ・喋りにくい 　（聞き取りにくい） 　　　　　　　　　　　など	・過去に誤嚥性肺炎の経験の有無 ・理由のわからぬ微熱がときどきある ・麻痺などがあり、自分で歯磨きができない ・食べこぼすことがある 　　　　　　　　　　　など

　あなたの舌はどのように動いていますか？　舌の動きに集中し、水分を摂取してみてください。舌は口蓋にピッタリ付きます。では、口蓋に汚れが付くのはなぜでしょうか（**図10、表1**）。

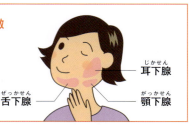

図⓫　唾液腺マッサージ

術式

　まず、唾液が出ているかどうかを確認しましょう。口腔が乾燥していると、細菌が繁殖しやすく、口臭の原因になります。唾液不足に伴い、自浄作用の低下や抗菌作用、口腔粘膜保護力の低下に繋がります。また、唾液が不足していると、食物残渣などが付着しやすいばかりか、口内炎もできやすくなります。

　ただし、唾液腺マッサージを実施するだけではNGです。唾液腺マッサージを実施し、唾液分泌促進され、唾液が出ているか否かを確認する必要があります（図11）。そして、唾液が促進されなかった場合は、なぜ唾液分泌されないのか、考える必要があります。薬の副作用か、脱水なのか、部屋が乾燥しているのか（湿度が60％前後に保たれているか）、空調の風が顔周辺に当たっていないかなど、さまざまな視点から原因を探っていきます。

黒毛舌のケア症例

　室温、湿度、空調、体温、尿量を含む情報から、脱水・免疫力の低下による黒毛舌を疑い、保湿スプレーである絹水スプレー（生化学工業）を使用したケアを選択しました。絹水スプレーをスポンジブラシに噴霧し、舌に塗布後30秒〜1分間放置し、スポンジブラシで拭い取ることを、繰り返し実施しました（図12）。ケア後は、脱水予防のための補水アドバイスとケア方法をご家族に伝え、終了しました。

　口腔ケアとは、ただの歯磨き、入れ歯磨きではありません。歯科衛生士が行う専門的口腔ケアとは、全身状態を考慮したうえで、付着物などの状況から口腔機能状況を判断し、歯や義歯のほか、舌、頬粘膜などのケアをすることなのです。

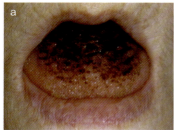 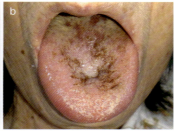 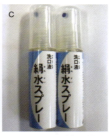

図⓬　a、b：黒毛舌のケア。c：絹水スプレー（生化学工業）を使用。ノンアルコール洗口液で、ヒアルロン酸ナトリウムを配合した湿潤剤

こんなときにはケアマネジャーに相談しよう

　薬の副作用によって口腔が乾燥している場合など、歯科だけでは解決できない事柄が生じたとき、ケアマネジャーに担当者会議（在宅患者緊急時等カンファレンス）を開催してもらえないか、相談してみてください。担当者会議とは、患者を取り巻く関係者、すなわち多職種が一堂に会し、困りごとを解決するために知恵を出し合う場です。

●在宅患者緊急時等カンファレンス料：200点

（1）在宅患者緊急時等カンファレンス料は、在宅での療養を行っている患者の状態の急変や診療方針の変更等の際、当該患者に対する診療等を行う医療関係職種等が一堂に会しカンファレンスを行うことにより、より適切な治療方針を立てること及び当該カンファレンスの参加者の間で診療方針の変更等の的確な情報共有を可能とすることは、患者及びその家族等が安心して療養生活を行う上で重要であることから、そのような取組に対して評価するものである。

（2）在宅患者緊急時等カンファレンス料は、在宅での療養を行っている患者の病状が急変した場合や、診療方針の大幅な変更等の必要が生じた場合に、患家を訪問し、関係する医療関係職種等が共同でカンファレンスを行い、当該カンファレンスで共有した当該患者の診療情報等を踏まえ、それぞれの職種が患者に対して療養上必要な指導を行った場合に月2回に限り算定する。

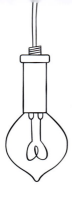

02 訪問口腔ケアの手技

　私たち歯科衛生士による訪問口腔ケアは、当然ながら診療室内で行う場合とは環境が異なり、患者さんの生活の場に入って施術をします。本項では、訪問口腔ケアの手技について、写真を中心に供覧します。

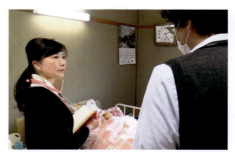

図❶　口腔ケアを実施する前に、主治医から最近の情報をいただく。情報の共有

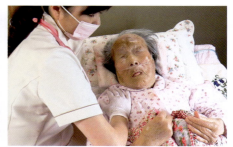

図❷　肩、頸部のストレッチ

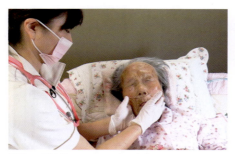

図❸　唾液腺マッサージの実施

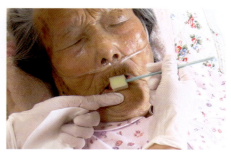

図❹　口腔ケアスタート。まずは、口腔内を確認しながら、スポンジブラシで口腔清拭

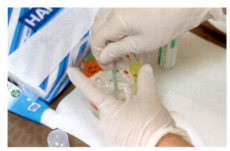

図❺ 汚れたスポンジブラシをきれいに水洗いする

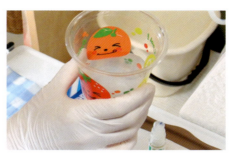

図❻ 一度の口腔清拭で、スポンジブラシによって回収した汚れ。一度ぶくぶくうがいして吐き出したものと同じ状態

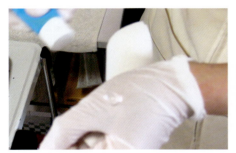

図❼ 保湿剤を使用し、口腔ストレッチを実施。マウスピュアスプレー（川本産業）のウメ風味を使用

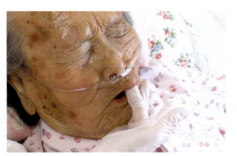

図❽ 口腔内からストレッチを実施。擦過傷予防のために、口腔ケアジェル（図9参照）を使用する

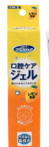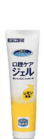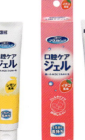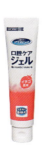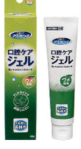

図❾ 口腔ケアジェル。口腔ストレッチの際、対象者へ味の説明をしやすく、扱いやすいテクスチャーのマウスピュアシリーズ（川本産業）。従来のウメ風味の他に、「イチゴ風味」、「レモン風味」が発売されている

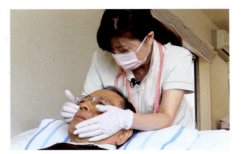

図❿　表情筋マッサージ

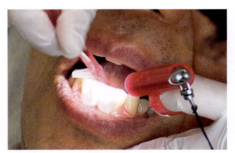

図⓫　歯ブラシを用いて、ブラッシング

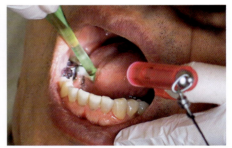

図⓬　インプロ（オーラルケア）を用いてケア

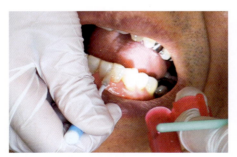

図⓭　歯間ブラシを用いてケア

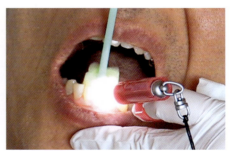

図⓮　口腔ケアの最後に、スポンジブラシによる口腔清拭を行う

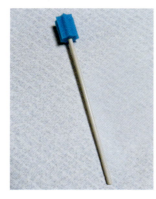

図❶ 使用したスポンジブラシ（ハミングッドP、モルテン）。一度濡らしてティッシュオフ。歯肉頬移行部に滞留する食物残渣を除去する。ケア終了時（うがいが十分できない方）の口腔清拭にも使用する

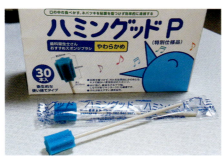

図❷ スポンジブラシは、①乾いたまま、②十分に水を含ませて、③水を絞り、ティッシュオフ（ハミングッドPは筆者が監修）

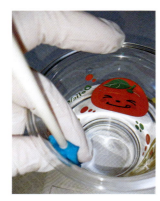

図❸ スポンジブラシの扱い方。しっかり水分を絞り、テッシュオフすることがポイント

【参考文献】
1）日本訪問歯科協会：DVD訪問歯科衛生士　単独訪問の実際〜単独訪問編〜．

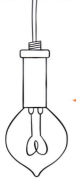

03 訪問口腔リハビリの実際

　前項の訪問口腔ケアと同様に、訪問口腔リハビリも患者さんの生活の場で行います。本項では、訪問口腔リハビリの実際について、写真で解説します。

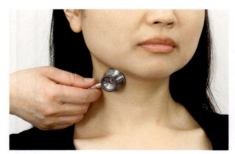

図❶　頸部聴診。おもに咽頭期における嚥下障害を判定する

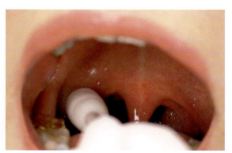

図❷　アイスマッサージ。凍った綿棒で軟口蓋や舌根部を軽く2、3回刺激した後、すぐに空嚥下をさせる

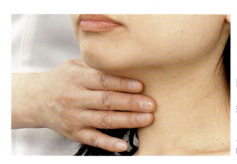

図❸　反復唾液嚥下テスト（RSST）の評価。30秒間に3回以上嚥下できれば、正常とする。2回以下の場合は要注意で、嚥下障害を疑う

表❶ オーラル・ディアドコキネシス。口腔機能の巧緻性および速度を評価する方法。被験者に「パ」「タ」「カ」の単音節を、それぞれ10秒間ずつにできるだけ早く繰り返し発音させて、1秒あたりの発音回数を測定する。正常値は、「パ」が6.4回／秒、「タ」が6.1回／秒、「カ」が5.7回／秒

(回／秒)

年齢	性別	パ	タ	カ
19〜34歳	男性	5.8〜8.2	6.0〜8.8	5.4〜8.0
	女性	6.3〜8.3	6.5〜8.7	5.9〜8.1
35〜59歳	男性	5.5〜7.9	5.4〜8.2	5.0〜7.6
	女性	5.4〜8.0	5.5〜8.3	5.1〜7.7
60歳以上	男性	4.4〜7.2	4.2〜7.0	4.0〜6.6
	女性	4.2〜7.2	4.4〜7.2	4.1〜6.7

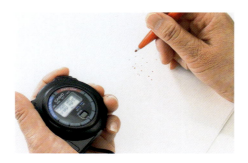

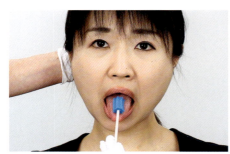

図❹ 舌のストレッチ

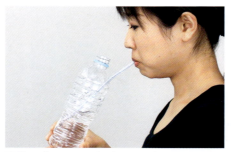

図❺ ブローイング。鼻から空気が漏れ出る方や、唇を閉じる力・呼吸の力が弱い場合は、コップやペットボトルに入れた水をできるだけ長く優しくストローで吹くトレーニング

03 訪問口腔リハビリの実際

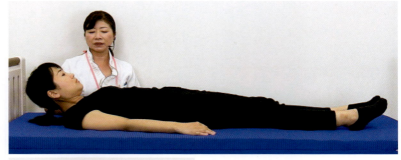

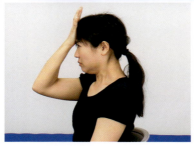

図❻ シャキアエクササイズ。舌骨上筋群など、喉頭挙上にかかわる筋の強化を行い、喉頭の前上方運動を改善して食道入口部の開大を図る目的で行う。食道入口部の食塊通過を促進し、咽頭残留（とくに下咽頭残留）を少なくする効果がある

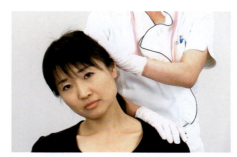

図❼ 頭頸部ストレッチ。筋に痛みが起こらない範囲でゆっくりと行う。実施に際しては、呼吸を止めないように指示する（リラックスしてもらう）。ストレッチの時間は、20秒前後を基本とする。頸部（首）のストレッチを行うため、頸部の症状（RAによる環軸椎亜脱臼、変形性頸椎症など）がないことを確認してから行う

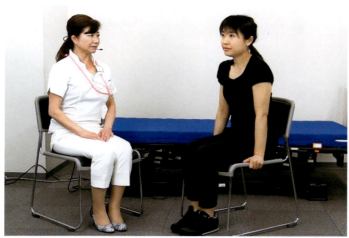

図❽ プッシングエクササイズ（押し上げ運動）。声門の閉鎖訓練。しっかり息を止めた後に椅子や壁を押しながら、「エイッ」、「アッ」と声を出す

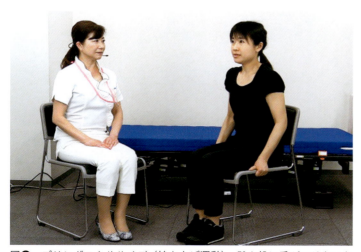

図❾ プリングエクササイズ（持ち上げ運動）。壁や机に手がつけないときは、背中を伸ばして椅子に座り、肘かけや座面を押しながら、「アー」と強く声を出す［本項の写真は、『歯科衛生士の実践DVD 口腔リハビリ集』（日本訪問歯科協会）より引用］

04 訪問現場で出会う"認知症"を理解する

　本項では、私たち歯科衛生士が専門的口腔ケアで在宅に単独訪問する場面で、戸惑い・悩みながら介入することが多い認知症について、理解を深めたいと思います。みなさんは、認知症と診断された方にどのような対応をしていますか？　認知症の方は、そのとき、その場面でご自身が居る世界が変わります。その独自の世界に、私たちがうかがう姿勢で接してみてください。

認知症とは？

　認知症とは、いろいろな原因で脳の細胞が死んでしまったり、働きが悪くなったりしたためにさまざまな障害が起こり、生活するうえで支障がおよそ6ヵ月以上継続している状態のことを指します（図1）。また、認知症は病名ではなく、まだ決まっていない「症候群」なのです。

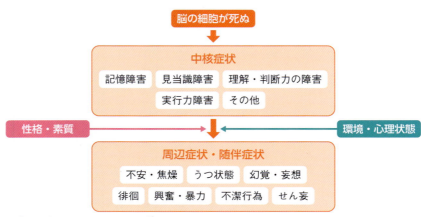

図❶　認知症とは？（参考文献[1]より引用改変）

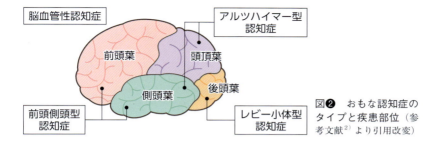

図❷ おもな認知症のタイプと疾患部位（参考文献2)より引用改変）

表❶ 認知症のタイプの特徴

1．アルツハイマー型認知症（AD）
- 嗜好品、甘味を好む、食欲の低下
- 見当識障害や実行機能障害 ➡ 声かけをする
- 食事をしないことを問題行動と受け取らない
- ぬるいものは誤嚥を誘発しやすい ➡ 温度差をもたせる（±15～20℃）

2．前頭側頭型認知症（FTD）
- 食事も自己中心的行動、常同行動の影響を受ける
- 食欲・嗜好品の変化（大食、偏食、食事へのこだわりなど）
- 常同行動の影響（食事中の立ち歩き、食事場所へのこだわりなど）
- まれに口腔期の障害（咽頭に送り込まない）

3．レビー小体型認知症（DLB）
- パーキンソン症状 ➡ 食べこぼし、姿勢の崩れ、送り込み障害、誤嚥など
- 日内、日差の変動（食欲の変動、嚥下動作の変動）
- 薬の副作用による影響（意識レベル低下、食欲低下）
- 嚥下障害

4．脳血管性認知症（VAD）
- 何らかの麻痺を伴う
- 食事の口への取り込み、食塊の口腔内保持、食塊形成困難となり、食べこぼしや誤嚥の原因となる
- 嚥下動作が阻害され、誤嚥や肺炎のリスク大

認知症のタイプ

　認知症には、おもにアルツハイマー型認知症、前頭側頭型認知症、レビー小体型認知症、脳血管性認知症の4種類のタイプがあります（図2、表1）。なかでも、アルツハイマー

型認知症が60％を占めるともいわれています。すべての認知症のタイプを理解するにはハードルが高いと感じる方は、まずはアルツハイマー型認知症から理解を深めましょう。

認知症の症状

　脳の細胞が壊れることによって直接起こる認知症の症状は、記憶障害、見当識障害、理解・判断力の低下、実行機能の低下などで、これらは中核症状（**図3**）と呼ばれています。中核症状により、患者さんは周囲で起こっている現実を正しく認識できなくなります。

1．記憶障害

　脳は、目や耳などから入るたくさんの情報のうち、必要なものや関心のあるものは一時的に蓄え、大事な情報は忘れないように長時間保存するようにできています。しかし、脳の一部の細胞が壊れ、その働きを失うと、覚えられない、すぐ忘れるといった記憶障害が起こります。人間には、目や耳が捉えたたくさんの情報のなかから、関心のあるものを一時的に蓄えておくイソギンチャクのような器官である海馬と、重要な情報を頭の中に長期に保存する「記憶の壺」が脳の中にあると考えてください。一度「記憶の壺」に入れば、普段は思い出さなくても、必要なときに必要な情報を取り出せます。

2．見当識障害

　時間や季節感の感覚が薄れます。道に迷うこともあれば、時には遠くまで歩いていってしまいます。また、人間関係の見当識はかなり進行してから現れます。たとえば、患者本人は80歳なのに、50歳の娘に向かって「おばさん」と呼びかけることもあります。そのようなときは、本人は自分が20歳のころの世界にいると捉えましょう。

3．理解・判断力の低下

　考えるスピードが遅くなり、2つ以上のことが重なるとうまく処理できなくなります。また、いつもと違う出来事に混乱しやすくなり、目に見えない仕組みを理解できなくなります。たとえば、自動販売機や交通機関の自動改札、銀行のATMでの前で、あたふたしてしまいます。

●

　上記以外にも、本人のもともとの性格や環境、人間関係など、さまざまな要因が絡み合い、うつ状態や妄想のような精神症状、日常生活への適応を困難にする行動上の問題が起こってきます。これらは、周辺症状と呼ばれています。

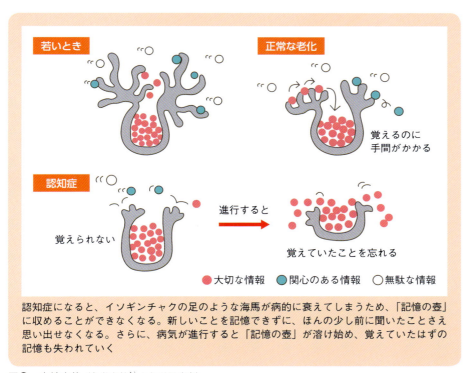

図❸　中核症状（参考文献[1]より引用改変）

加齢による物忘れと認知症による物忘れの違い

　物忘れの原因は、おもに加齢と認知症です。

1．加齢による物忘れ
　脳の生理的な老化が原因で起こり、その程度は一部の物忘れであり、ヒントがあれば思い出すこともできます。本人に自覚があり、進行性はないため、日常生活に支障はありません。

2．認知症による物忘れ
　脳の神経細胞の急激な破壊によって起こり、物事全体がすっぽりと抜け落ち、ヒントを与えても思い出せません。本人に自覚はありませんが、進行性であり、日常生活に支障を来します。

認知症の方に接するときの心構え

「認知症は本人に自覚がない」というのは大きな間違いで、その症状に最初に気づくのは本人です。物忘れによる失敗、家事や仕事がうまくいかなる場面が増えるにつれ、なんとなく「おかしい」と感じ始めるのです。認知症特有の「言われても思い出せない物忘れ」が重なると、本人は何が起こっているのかと不安を感じるのです。

しかし、齢をとると海馬の力が衰え、一度にたくさんの情報を蓄えておくことができなくなり、入手しても「記憶の壺」に移すのに手間取るようになります。「記憶の壺」から必要な情報を探し出すことも、ときどき失敗します。齢をとって物覚えが悪くなり、忘れてしまうことが増えるのはこのためです。それでも、海馬はそれなりに機能しているので、2度、3度と繰り返しているうちに、大事な情報は「記憶の壺」に収まります。

ところが、認知症になると、海馬が病的に衰えてしまうため、「記憶の壺」に収めることができなくなります。新しいことを記憶できずに、ほんの少し前に聞いたことさえ思い出せないのです。さらに、病気が進行すれば、「記憶の壺」が溶け始め、覚えていたはずの記憶も失われていきます。

認知症への対応事例

●ケース1

「最近なぜだか、物忘れが多いの。あなた（例：娘・息子）のことを忘れそうで怖い」と言われたら、あなたならどう答えますか？

「大丈夫よ。私が、お母さんのことを忘れることはないから（^_^)」と、『大丈夫』ということばと笑顔により、認知症患者さんは安心します。他にも、「リンゴの剥き方も忘れそうで……」と不安な場合は、「大丈夫。私がリンゴを剥く係になるから（^_^)」と伝えると、やはり『大丈夫』ということばを心強く感じるようです。

●ケース2：こんな経験、ありませんか？

院内受診（外来）で、会計の際に毎回10,000円で支払いをする方は、計算ができなくなっているおそれがあります。「10,000円なら大丈夫、おつりがくるはず」という情報をもとに支払いをしているため、このような方の財布の中は小銭だらけです。もし、家族ぐるみで受診しているなら、ご家族にそれとなく不安要素を伝えることをお勧めします。

Reference

食事での対応の工夫

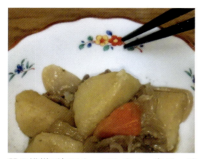

器の模様が気になってしまい、肉じゃがを食べることへのスイッチが入らない

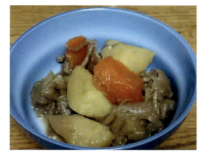

対処法として、器に模様のないものを選ぶとよい

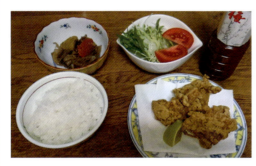

「美味しそう」と思う前に、どこから手を付けてよいかわからず、また、「唐揚げの横のレモンは食べていいの？」などと戸惑う

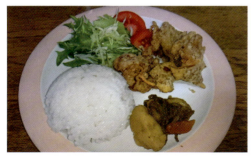

ワンプレートにすると、スムーズに食べてもらえる。弁当箱を利用するのもお勧め

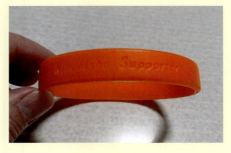

- 認知症サポーターには、「認知症の人を応援します」という意思を示すオレンジリングが渡される
- 街中で「この人は認知症かな」と思って声をかけるときにも、オレンジリングを身につけていると、周囲にも「あの人は認知症の方のお手伝いをしている」と一目でわかる
- 先日、タクシードライバーがつけているのを発見！　地域で拡がっている

認知症サポーター

　認知症サポーターをご存じでしょうか。これは、認知症サポーターキャラバン「認知症サポーター養成講座」（全国キャラバン・メイト連絡協議会）を受けた方たちのことです。まずは認知症について正しく理解し、偏見をもたず、認知症の人や家族に対して温かい目で見守ることからスタートします。つまり、認知症サポーターは、何か特別なことをする方ではなく、認知症の方やその家族の応援者なのです。そのうえで、自分のできる範囲で活動されています。たとえば、友人や家族にその知識を伝える、認知症になった人や家族の気持ちを理解するように努める、隣人あるいは商店・交通機関など、街で働く人として、できる範囲で手助けをするなど、活動内容は人それぞれです。

　また、サポーターのなかから、地域のリーダーとして、街づくりの担い手が育つことも期待されます。なお、認知症サポーターには認知症を支援する目印として、ブレスレット（オレンジリング）が渡され、日常的に身につけてもらいます（**図4**）。

　在宅介護をサポートする歯科衛生士として、全身疾患を理解することはとても重要です。なかでも、超高齢社会の日本においては、認知症を理解し、その特性を知ったうえで口腔ケアの現場に臨むことが期待されています。

【参考文献】
1）厚生労働省：政策レポート．http://www.mhlw.go.jp/seisaku/19.html
2）旭川市HP：http://www.city.asahikawa.hokkaido.jp/index.html

訪問現場で遭遇する認知症状の原因と対応例 05

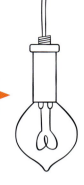

　みなさんは認知症の方にどんなイメージを抱いていますか？「理解が難しい」、「介護負担が大きい」、「同じことを何度も繰り返す」など、さまざまだと思います。ここで再確認しますが、認知症は「特別な疾患」でしょうか？　実は、認知症とは特別な疾患ではなく、「症状」なのです。本項では、歯科衛生士として知っておきたい認知症にかかわる情報をお伝えします。

　「認知症の家族を介護するなら、適切な対応をとってトラブルや介護の負担を少しでも軽減させたい」。そう考える方は多いでしょう。ここではまず、もの忘れと認知症の違い（**表1、2**）を確認し、「認知症チェック表」（**図1**）を紹介しながら、症状別の対応方法をまとめてみます（**表3、4**）。

表❶　もの忘れと認知症の違い

原因	もの忘れ	認知症
	加齢	脳の疾患
自覚	あり	なし
記憶障害	ど忘れ、思い出しにくい	記憶そのものがなくなる
再認（記憶に間違いがないか確認する）	可能	不可能
他の認知障害	なし	あり
精神症状	なし	伴うことが多い
社会生活	支障なし	困難

表❷　老化によるもの忘れと認知症によるもの忘れの違い

老化によるもの忘れ	認知症によるもの忘れ
・体験の一部分を忘れる（朝食に何を食べたか忘れる） ・ヒントを与えられると思い出せる ・時間や場所など見当がつく ・日常生活に支障はない ・もの忘れの自覚がある	・体験全体を忘れる（朝食を食べたことを忘れる） ・ヒントを与えられても思い出せない ・時間や場所などの見当がつかない ・日常生活に支障がある ・もの忘れの自覚がない

1	お歳はいくつですか？（2年までの誤差は正解）		0　1
2	今日は何年何月何日ですか？ 何曜日ですか？ （年月日、曜日が正解でそれぞれ1点ずつ）	年 月 日 曜日	0　1 0　1 0　1 0　1
3	私たちがいまいるところはどこですか？ （自発的に出れば2点、5秒おいて家ですか？ 病院ですか？ 施設ですか？ のなかから正しい選択をすれば1点）		0　1　2
4	これから言う3つのことばを言ってみてください。あとでまた聞きますのでよく覚えておいてください。（以下の系列のいずれか1つで、採用した系列に○印をつけておく） 1：a）桜　　b）猫　　c）電車 2：a）梅　　b）犬　　c）自動車		0　1 0　1 0　1
5	100から7を順番に引いてください。 （100－7は？、それからまた7を引くと？ と質問する。最初の答えが不正解の場合、打ち切る）	（93） （86）	0　1 0　1
6	私がこれから言う数字を逆から言ってください。 （6-8-2、3-5-2-9を逆に言ってもらう、3桁逆唱に失敗したら、打ち切る）	2-8-6 9-2-5-3	0　1 0　1
7	先ほど覚えてもらったことばをもう一度言ってみてください。 （自発的に回答があれば各2点、もし回答がない場合以下のヒントを与え正解であれば1点） a）植物　　b）動物　　c）乗り物		a：0　1　2 b：0　1　2 c：0　1　2
8	これから5つの品物を見せます。それを隠しますので、何があったか言ってください。 （時計、鍵、タバコ、ペン、硬貨など必ず相互に無関係なもの）		0　1　2 3　4　5
9	知っている野菜の名前をできるだけ多く言ってください。 （答えた野菜の名前を右欄に記入する。途中で詰まり、約10秒間待っても出ない場合には そこで打ち切る） 0〜5＝0点、6＝1点、7＝2点、8＝3点、9＝4点、10＝5点		0　1　2 3　4　5
		合計得点	

図❶　認知症チェック表［長谷川式簡易知能評価スケール（HDS-R）］

表❸　認知症の種類と特徴[1]

	アルツハイマー型認知症	レビー小体型認知症	血管性認知症
脳の変化	老人斑や神経原線維変化が、海馬を中心に脳の広範に出現する。脳の神経細胞が死滅していく	レビー小体という特殊なものができることで、神経細胞が死滅してしまう	脳梗塞、脳出血などが原因で、脳の血液循環が悪くなり、脳の一部が壊死してしまう
画像でわかる脳の変化	海馬を中心に脳の萎縮がみられる	はっきりした脳の萎縮はみられないことが多い	脳が壊死したところが確認できる
男女比	女性に多い	男性がやや多い	男性に多い
初期の症状	もの忘れ	幻視、妄想、うつ状態、パーキンソン症状	もの忘れ
特徴的な症状	認知機能障害（もの忘れなど）／もの盗られ妄想／徘徊／取り繕いなど	認知機能障害（注意力、視覚など）／認知の変動／幻視・妄想／うつ状態／パーキンソン症状／睡眠時の異常言動／自律神経症状など	認知機能障害（まだら認知症）／手足の痺れ、麻痺／感情のコントロールがうまくいかないなど
経過	記憶障害から始まり、広範な障害へ徐々に進行する	調子のよいときと悪いときを繰り返しながら進行する。時に、急速に進行することもある	原因となる疾患によって異なるが、比較的急に発症し、段階的に進行していくことが多い

否定はせずに話を合わせるのが基本

　認知症の方が、物盗られ妄想（後述）や幻視などの訴えを起こしているときは、興奮している場合があります。したがって、その主張を否定すると余計に興奮し、わかってもらえないとますます腹を立てることに繋がるだけなので、話を合わせてみましょう。物盗られ妄想なら、一緒に探しつつ話題を変えてみたり、時間をおいてもう一度探すように促したり、あるいは場所を変えてみたりするのも効果的です。

外出したがらない、外出してもトラブルになる（図2）

1．原因と対策

　認知症の中核症状（脳の細胞が担っていた役割が失われることで起こる症状）として、

表❹ 最新脳チェック48の質問。該当するものにチェックし、タイプごとの合計点（30点満点）を算出する[2]

タイプ	問	質問項目	チェック	配点
アルツハイマー型 後頭葉の衰えが疑われる	1	物や人の名前がすぐに出てこないことがある		4
	2	「同じことを何度もいったり聞いたりする」と指摘される		4
	3	台所やお風呂の失敗が増えた（鍋こがしやお風呂のわかしすぎなど）		1
	4	「財布を盗まれた」「ご飯を食べていない」などということがある		4
	5	都合が悪くなると無理ないい訳をすることが多くなった		4
	6	車の運転や車庫入れが苦手になってきた		1
	7	「置き忘れ」や「しまい忘れ」が多くなった		4
	8	部屋の片づけや掃除をしなくなった		1
	9	日にちや曜日がわからないことがよくある		4
	10	買い物での失敗がある（同じ物を何個も買うなど）		1
	11	最近、怒りっぽくなってきたように感じる		1
	12	季節や場所に合わせた洋服選び・身だしなみが苦手になった		1
レビー小体型 後頭葉の衰えが疑われる	13	人や物を見間違えることがある		3
	14	口数が少なくなったり、ボソボソと話したりするようになった		2
	15	体が動かしづらくなり、力も弱くなったように感じる		1
	16	つまずいたり、転倒したりするようになった		2
	17	顔の表情が乏しくなってきたように感じる		1
	18	食事のときに食べこぼしたり、飲み込むのに時間がかかったりする		1
	19	薬を飲むと、効きすぎたり、副作用が強く出たりすることがある		5
	20	起き上がりや立ち上がりの動作、歩く速度が遅くなってきた		1
	21	実際にはそこにないもの（子ども、動物、虫など）が見えるという		5
	22	以前は物忘れよりも体の動かしにくさが気になっていた		5
	23	体の動きがよいときと悪いときがある		3
	24	ベッドやソファーで同じ姿勢のまま固まってしまうときがある		1
脳血管型 前頭葉の衰えが疑われる	25	過去に脳卒中になった経験がある		0
	26	脳卒中のあとに物忘れが出てきたようだ		10
	27	家や部屋に閉じこもることが多くなった		2
	28	やる気がなく、覇気が失われたように感じる		2
	29	好きだった趣味や活動をする気がなくなってきた		2
	30	何をするにも面倒くさいと感じる		2
	31	「生きている意味がない」「どうでもいい」など悲観的なことをいう		4
	32	新聞やテレビを見なくなった		2
	33	ささいなことで涙もろくなった		6
	34	血圧が高い（最大140mm、最小90mm以上）		0
	35	飲酒歴やタバコ歴が長く、暴飲暴食をすることがあった		0
	36	これまでに不規則な生活を送って肥満体型である		0
前頭側頭型 前頭前野と側頭葉の衰えが疑われる	37	ささいなことでひどく怒り、暴言をいうようになった		2
	38	思っていることをうまくことばにできず、相手に伝えられない		2
	39	甘い物や味の濃い物を際限なく食べるときがある		3
	40	いつも決まった時間に、決まった道順で散歩やドライブをする		3
	41	集中できず、落ち着くことができない		2
	42	人の話を聞くのがおっくうで、話の途中でその場を離れてしまう		3
	43	常識やルールを守れずに、自分勝手な行動を取ってしまう		2
	44	悪気がなく車の運転違反や、万引き、無銭飲食をしてしまう		2
	45	「夜中に起きて、何かつぶやいていた」と家族にいわれた		3
	46	寝相が悪くなったように感じる。または、家族から指摘される		3
	47	物の名前や人の名前がすぐに出てこないことがある		2
	48	人と話をしていても、相手の話が理解できない		3

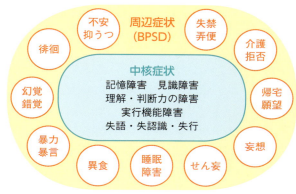

図❷　認知症の中核症状と行動・心理症状（周辺症状：BPSD）[3]

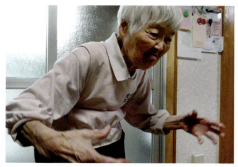

図❸　洗濯物をたたむ仕事を与えられ、生き生きと動いている様子。たたみ終わったらきちんとお礼を伝え、本人に自信をもたせることも大切

抑うつや意欲の低下などがみられることがあります。外出したがらない、1日中ボーッとしていることが多いのもその一つです。本人は、外出先でどこにいるのか、目の前にいる人が誰なのかがわからないことに不安や焦りを覚えている可能性もあります。

　日中の活動量が減ると症状が悪化しやすくなるため、できるかぎり話しかけ、本人ができる家事をお願いしてみるなどするとよいでしょう。その際、お願いした家事が済んだらきちんと「ありがとう」と伝え、本人に自信をもたせることが大切です（図3）。

2．NGな対応例

　トラブルが起きることを心配して外出させない、あるいはトラブルを起こして本人を責めるといった対応は避けましょう。

3．対応事例

　認知症の本人は外出したいのに、家族が外出に同行する時間的なゆとりがないうえ、本人が転倒するなどのトラブルを心配し、外出は控えめでした。また、本人は下肢筋力低下による車いす生活でしたが、「自分は歩ける」と勘違いし、ベッドから降りようとしたところ、転倒してしまいました。この後、デイサービス利用のスケジュール確保のために、歯科の介入を隔週としました。デイサービスや通所リハビリを利用することで外出の機会を増やしたところ、本人は満足し、家族も介護負担が軽減しました。

物盗られ妄想

1．原因と対策

物盗られ妄想は、認知症の方によくみられる症状の一つです。本人の話に合わせて、「それはたいへん！　一緒に探しましょう」などと共感することばを選び、本人が盗られたと思っているものを見つけられるように誘導しましょう。うまく見つけられたら、「置き忘れていたのかもしれないですね」などとフォローすると、気持ちが落ち着くこともあります。

2．NGな対応例

「そんなことはないでしょ！」と全否定したり、本人を責め立てたり、あるいは無視したりするのは避けましょう。

食事したことを忘れてしまう

1．原因と対策

記憶力の低下により、食べたことを忘れてしまうのはよくあります。また、満腹中枢の障害によって「お腹いっぱい」という感覚がないケースもあります。どうしても食べないと気が済まないような場合が続くなら、1回の食事量を減らして数回に分けてもよいでしょう。また、時計を見せながら、「いまは15時ですね。昼ご飯は12時にカレーを食べましたね。美味しかったですね」などと、一つずつ具体的に丁寧に伝えるとよいです。

2．NGな対応例

「いま食べたでしょ！」などと、本人の主張を否定するのはやめましょう。

3．対応事例

「ご飯はまだ？」、「私だけ、ご飯食べてない！」などと認知症の方が訴えた場合、「いま用意しているところなので、しばらく待ってくださいね」、「〇〇さんに、炊きたてのご飯と食事を用意します。しばらくお待ちください」などと伝えましょう。

家族や友人が誰だかわからない

1．原因と対策

記憶障害が進行すると、家族や友人、知人であっても、誰なのかがわからなくなってしまいます。また、自分の年齢もわからなくなることもあります。そんなとき、本人がパニッ

クにならないように、その方の世界に周囲が合わせてあげましょう。

２．NG な対応例

　認知症の症状が進行した状態ですので、他の症状と同様、間違いを訂正したり、ばかにするような言動や態度をとることは避けましょう。

家にいるのに、「家に帰る」と言い出す

１．原因と対策

　自宅にいるにもかかわらず、「家に帰ろう」と認知症の方がおっしゃるのは珍しいことではありません。新しい記憶からなくなっていくことの多い認知症では、引っ越しなどの環境変化によって「帰宅願望」が出ることもあります。もしも本人だけで家に帰ろうと外出してしまったときの対策としては、徘徊センサーや服や持ち物に名前を書く、近所の方に声かけをしておくなどが有効です。

２．NG な対応例

　本人が帰りたがるのを止めようと、強い口調で怒ったり、責めたりすることは慎みましょう。一人で本人の見守りを行うのはたいへんなことも多いため、他の家族や時には近所の方に頼ることも大切です。

夜眠れない

１．原因と対策

　認知症によって睡眠障害がみられることも珍しくはありません。眠れないのには原因があります。まずは原因が何かを考えて、少しでも眠れる環境・生活習慣づくりを心がけましょう。原因として、とくに日中の活動量の低下や見当識障害による時間感覚の喪失などが考えられます。したがって、日中はできるかぎり散歩や会話をするなどして活発に過ごせるようにして、規則正しい生活リズムを心がけましょう。そして、時には薬の力に頼ることも選択肢の一つとして考えてもよいでしょう。

２．NG な対応例

　夜間に眠れず、外出しようとしてしまうなど、夜眠れない認知症の方の介護はたいへんです。ついイライラしてしまい、本人に怒ったり、ばかにしたりする態度をとらないように注意しましょう。

3．対応事例

薬の服用による副作用の確認を行うと、眠くなる薬が朝食後に処方されていました。訪問で専門的口腔ケアを行う時間帯にも傾眠されており、十分な介入ができないこともあったため、ケアマネジャーに相談しました。眠くなる薬の服用を夜に変更可能か、主治医や薬剤師らとカンファレンスを行い、薬剤の調整を行いました。

幻覚や幻視・幻聴症状

1．原因と対策

レビー小体型認知症でよくみられる症状の一つとして、本人にしか見えない人に話しかける幻覚や幻視、幻聴などがあります。家族は突然のことで戸惑うかもしれませんが、むやみに否定せずに、「そうなの？　それはたいへんね」などと共感してあげるとよいです。本人の興奮や不安をどう取り除くかを考えた対応が望ましいといえます。

2．NG な対応例

見えない人と話す、いきなり何かを怖がるといった症状を否定することは避けましょう。本人には本当に見えて、聞こえているので、否定や肯定をするのではなく、共感を示しながら、まずは話を聞いてみましょう。

3．対応事例

ある施設で、認知症の方に幻視があり、怖がったり怯えたりして、興奮していました。スタッフが「〇〇さん、こちらで私たちといましょう。大丈夫ですよ。私が、追い払ってきますから」と声かけをしたところ、本人は興奮しながらも、自分を守ってくれるということばに安心したのか、少しずつ落ち着いていきました。

転倒、歩くのが遅い

1．原因と対策

レビー小体型認知症では、パーキンソン病のような症状がみられることもあります。躓いたり、転倒によってケガを負ってしまうと、寝たきりのきっかけにもなり得ます。本人が自宅で生活しているなら、介護保険制度なども活用しながら、スロープや手すりを取り付けるなど、バリアフリー環境を整えましょう。

2．NG な対応例

歩くのが遅かったり、転びそうになったりする現象は、本人がしたくてそうなっている

わけではありません。「危ないから」と外出の機会を減らしてしまうと、ますます症状を悪化させてしまうので、留意しましょう。

暴力・暴言

1．原因と対策

認知症の介護で悩む方が多いのが、本人の暴言や暴力です。穏やかだった人が、急に怒りっぽくなることもあり、家族としては戸惑ってしまうかもしれません。被害妄想や抑うつ症状、判断力の低下などによって引き起こされる症状ですので、「どんなときに暴力的になるのか」のパターンを観察し、原因を取り除きましょう。場合によっては、医師への相談も大切です。

2．NG な対応例

「どうしてそんなことを言ったりしたりするの？」と、介護する側もカッとしてしまいがちですが、口論になるのは NG です。まずはその場を落ち着かせることを優先しましょう。

3．対応事例

専門的口腔ケアに介入して間もない患者さんのもとへ訪問した際、患者さんがベッドに忍ばせていた杖で殴りかかられたことがありました。家族が「お父さんの用心棒を片付けて！」と声をかけても興奮冷めやらずでした。当時、私はまだ患者さんにとって顔見知りではなく、敵視されたための行為であったのだと思います。対策としては、当然、ケアマネジャーに報告し、ベッド内に忍ばせてある杖を撤去してもらいました。また、専門的口腔ケアの際には、家族や訪問ヘルパーに協力してもらい、声かけや休憩を挟みながら実施し、時間をかけて対応しました。

今回紹介したように、訪問の現場では想定外のことに遭遇するケースは珍しくありません。歯科衛生士単独訪問の現場ではありますが、訪問先では家族や訪問スタッフの力添えをいただきながら対応することも必要です。一人で解決しようとは考えず、周りの方と相談しながら対応できる環境が、多職種連携の醍醐味だと日々感じています。

【参考文献】
1）認知症患者への対応 みんなの介護：https://www.minnanokaigo.com/guide/dementia/support/
2）最新脳チェック48の質問：http://www.karadane.jp/articles/upload_images/dementia-test.pdf
3）認知症ねっと：https://info.ninchisho.net/symptom/s10

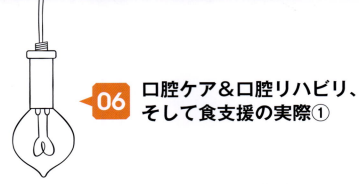

06 口腔ケア＆口腔リハビリ、そして食支援の実際①

訪問の流れ

　訪問は、以下の①～⑤の順に進めていきます（図1、2、表1）。
①訪問依頼
②情報提供書類より情報収集（確認事項：駐車場の有無など）
③訪問日時の調整（初回訪問は歯科医師と同行）
④訪問して本人・家族より話を伺う（医療面接）
⑤アセスメント

情報の収集

　情報の収集には、「医療面接」、「観察」、「測定」の3つの方法があります。
- **医療面接**：本人や家族から
- **観察**：ケアマネジャーや主治医からいただいた情報提供書から
- **測定**：多職種との連携のなかから

　ケアマネジャーへの報告として、以下の①～③などが挙げられます。
①訪問歯科診療時の負担金の有無、金額、治療費の目安
②情報提供書（歯科医師）を送る場合は、「居宅療養管理指導」として療養上の注意や助言を、書類を通じて連絡する。「ケアプランの参考資料にしてください」と伝える
③ケアマネジャーに「介護サービスの枠がいっぱいだ」と言われた場合、「ご存じのように、歯科の居宅療養管理指導は介護サービス提供の枠外です」と伝える

　そして、歯科衛生士が単独訪問するうえでの問題点として、以下の①～③などを抽出します。
①口腔ケアが必要になった要因は何か？

プロセス	内容
口腔機能スクリーニング	利用者の口腔機能（口腔衛生、摂食・嚥下機能など）のリスクを把握すること（以下、「口腔機能スクリーニング」という）
口腔機能アセスメント	口腔機能スクリーニングを踏まえ、利用者の解決すべき課題を把握すること（以下、「口腔機能アセスメント」という）
管理指導計画 利用者・家族の同意	口腔機能アセスメントを踏まえ、歯科医師、歯科衛生士、その他の職種の者が共同して、利用者ごとに口腔衛生に関する事項（口腔内の清掃、有床義歯の清掃など）、摂食・嚥下機能に関する事項（摂食・嚥下機能の維持・向上に必要な実地指導、歯科保健のための食生活指導など）、解決すべき課題に対し関連職種が共同して取り組むべき事項などを記載し、利用者の疾病の状況および療養上必要な実地指導内容や訪問頻度などの具体的な計画を含めた管理指導計画を作成すること。また、作成した管理指導計画については、居宅療養管理指導の対象となる利用者またはその家族に説明し、その同意を得ること
経過記録 管理指導計画の修正	管理指導計画に基づき、利用者に療養上必要な実地指導を実施するとともに、管理指導計画に実施上の問題（口腔清掃方法の変更の必要性、関連職種が共同して取り組むべき事項の見直しの必要性など）があれば、ただちに当該計画を修正すること
口腔機能モニタリング	利用者の口腔機能に応じて、定期的に、利用者の生活機能の状況を検討し、口腔機能のモニタリングを行い、当該居宅療養管理指導にかかわる指示を行った歯科医師に対する報告を行うこと。なお、口腔機能のモニタリングにおいては、口腔衛生の評価、反復唾液嚥下テストなどから利用者の口腔機能の把握を行うこと
歯科医師への報告	利用者について、おおむね3ヵ月を目処として、口腔機能のリスクについて、口腔機能スクリーニングを実施し、当該居宅療養管理指導にかかわる指示を行った歯科医師に報告し、歯科医師による指示に基づき、必要に応じて管理指導計画の見直しを行うこと。なお、管理指導計画の見直しにあたっては、歯科医師、その他の職種と共同して行うこと

図❶ 歯科衛生士が行う居宅療養管理指導のプロセス（2018年2月現在）

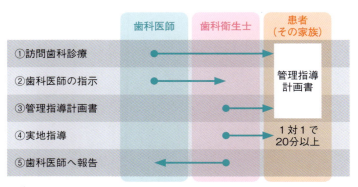

図❷ 歯科衛生士による居宅療養管理指導（訪問歯科診療を行った歯科医師の指示に基づき、利用者またはその家族の同意を得たうえで行う専門的な療養上の管理・指導）

表❶ 初回訪問時のポイント

①主訴、症状を聞き、口腔内を確認する
②アセスメントを行う
③デイサービスや訪問看護、訪問ヘルパーなどの利用状況の確認
④保険証の確認
⑤治療やケア内容の今後の予定を説明
⑥保険の説明、負担金の了承を得る
⑦必要書類の記入、提出
⑧次回の予定を伝える　など

②口腔リハビリが必要になった要因は何か？
③歯科衛生士が介入することで、どのような結果を生じることが想定されるか？
　訪問することが決まったら、在宅訪問時の注意点として、以下の①～④に気をつけます。
①訪問の曜日や時間は極力変更しない
②介護ノートを読む・参加する
③部屋の状況を観察する
④利用者ご本人の全身の様子をチェックする
　また、在宅訪問時の確認事項として、以下の①～⑧を列挙します。

①主訴（解決してほしいこと、困りごと）
②全身状態（病歴、既往歴、症状、服薬など）
③心理・社会・行動面（ストレス状態、不安状況など）
④口腔状態（う蝕、歯周疾患など）
⑤口腔機能（舌や頬などの機能）
⑥口腔清掃（口腔ケア状況、口腔内清潔保持状態）
⑦栄養状態（食事環境）
⑧摂食嚥下機能（食べこぼし・ムセなど）

医療面接のポイント

- ポイント1：マスクやゴーグルは使用せず、笑顔で接する
- ポイント2：認知症の方はマスク姿を怖がる

➡ マスクで口元が隠れ、目だけしか確認できない状況は、「怖い！」、「誰？」、「何者？」など、マイナス要因となります。時には、その姿を見せただけで興奮させてしまうこともありますので、歯科衛生士を受け入れてもらえる環境を作りましょう。

- ポイント3：耳の不自由な方は、こちらが話す口元を観察している

➡ 年齢とともに、聞こえに問題を生じている方も存在します。情報提供書類のなかに、聴力に関して情報があれば、口元を見せるなどの配慮が必要です。口元から読み取ってもらえる環境を作ることも重要です。

- ポイント4：患者の話に共感しながら、主訴、病歴、既往歴、困りごとを聞き出す

➡ 「うんうん」、「そうなんですね」など、共感する対応が必要です。

情報提供書類から読み取る

情報提供書類から、以下の①～③などが読み取れます。
①現病歴、既往歴、症状、困りごとの確認を行う
②介護力、家族関係の確認（たとえば、長男家族とは仲がよいが、長女家族とは疎遠などの情報。介入中の会話として、長女家族の話題を避けるなどの配慮ができる）
③多職種の連携から、患者本人の日常の過ごし方などの情報を得ることができる（たとえば、「午前中は機嫌よく過ごされていますが、夕方になると不穏になる傾向にあるので、訪問で口腔ケアに入るのは午前中がよいと思います」など）

症例

1．概要
- 患者：Aさん、〇代、男性
- 主訴（本人・家族の希望）：

本人；住み慣れたわが家で生活したい。安全に経口で摂取したい

家族（妻は元看護師）；訪問系のサービスを利用し、本人の希望どおり在宅で介護したい。経口摂取で安全に栄養を確保したい

- 生活歴：鉄工所で勤務し、60歳で退職した後は家庭菜園をして過ごす
- 既往歴・現病歴：昭和〇年脳梗塞、平成△年誤嚥性肺炎（胃瘻造設後）、平成◇年膀胱がん、平成□年慢性閉塞性肺疾患（COPD）
- 要介護：5
- 障害高齢者の日常生活度：C2
- 認知症高齢者の日常生活自立度：自立
- 趣味・楽しみ：テレビ（時代劇・スポーツ観戦）、家庭菜園、釣り、カラオケ、酒、刺身、タバコ（COPDが判明後に禁煙）

2．主治医からの連絡

「入院中に誤嚥性肺炎を繰り返し、経口摂取は困難とのことで胃瘻（PEG）を造設して退院。しかし、流動栄養が体に合わず、1日に12～36回の排便で下痢を繰り返している。本人および介護者である奥様の介護疲労を考え、一度は経口摂取困難と評価されたが、可能な範囲での経口摂取による栄養確保の可能性はないか。口腔機能の再評価や誤嚥性肺炎予防へのアドバイスをお願いしたい」

3．医療面接

初回訪問の日時をケアマネジャーと相談して決定。訪問日時は、自己紹介を兼ねて在宅介護のキーパーソンの方（家族など）に連絡を差し上げます。初回は歯科医師と歯科衛生士で訪問しました。訪問の際に自己紹介し、患者さんの部屋に入室。まずは部屋を観察し、家族写真や吸引器の有無、吸引器の使用状況、テレビの位置などの確認を行いました。その後、現状評価を行うための口腔状況に関する聞き取りをしました（経口摂取は禁止だが、何かを摂取したことはあるか。ある場合は、摂取した食べものは何か。そのときに熱発などの変化はあったか、などを確認）。

図❸　摂食嚥下障害評価表

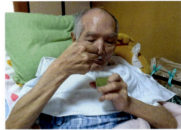
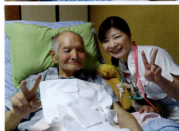

図❹　口腔ケアと口腔リハビリ後に、ゼリー摂取による口腔機能評価を実施

4．嚥下評価の流れ（図3、4）

　経口摂取は禁止されていましたが、「桃を食べたそうな表情だったので、完熟した桃を一口食べさせた」という情報を家族から聞き取りました（「食べたそうな表情」に疑問があっても、この場では不問とする）。その際、熱発したかを問うと、「なかった」との回答を得

現状評価
- 室内に吸引器を設置していない
- 摂食嚥下障害評価表を使用

長期目標の設定
1〜3ヵ月後くらいに達成できそうな目標を設定する

本症例での長期目標
（本人・家族の要望）
「好物（チョコレート）を食べたい」
「可能な範囲での経口摂取」
- 安全に美味しく経口摂取
- 1日2回経口にて700kcal摂取
- 代替栄養を減量

短期目標の設定
トラブルそのものに焦点を当て、数週間以内に達成できそうな目標を設定する

本症例での短期目標
「楽しみ程度に経口摂取」
- 経口摂取開始1週間後に、現状再評価
- 熱発・下痢などのトラブルがなければ、経口摂取による栄養の確保
- 食形態（ゼリーの選別）とカロリーを設定

計画立案
目標達成のための計画を立案する
- 口腔ケアの徹底
- 新聞を音読
- 経口にて、高カロリーゼリー摂取
- 代替栄養（胃瘻）

図❺　本症例における歯科衛生計画の立案

ました。部屋にも吸引器がなかった（「吸引するものはない」と判断）ことから、口腔機能と食形態をマッチングさせれば、経口摂取は可能ではないかと判断しました。
　口腔機能評価を実施し、口腔ケアと口腔リハビリを行ったうえで、ゼリー摂取による評価（夏ミカンの果肉入りゼラチンゼリーを、果肉を除去して使用）を行いました。

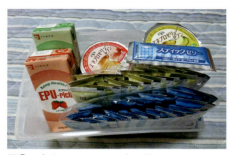
図❻　高カロリーゼリーを1日600～700kcalになるように選択

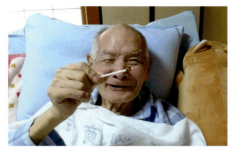
図❼　棒付き飴（チュッパチャップス）で、舌運動のリハビリと唾液嚥下の自主トレーニングを実施

　主治医からは経口摂取を止められていましたが、「食べられそうだったので、食べさせました」というのは、現場ではよくある話です。食べさせてよい根拠はなく、食べさせたい思いが先行してのことです。ポイントとして、その際の様子や、摂取後の熱発・ムセ・吸引の必要があったかなどの情報を得ることが重要です。

　訪問口腔ケアを担当する歯科衛生士として現状評価を行い、介入方法を考え、本人に（噛めることで）自信をもたせる短期目標、本人や家族の思いに添えることのできる長期目標の設定は、本人らに希望の光が差すこととなります（図5～7）。これまでの暗いトンネルに一筋の明かり（長期目標）が見えたとき、家族の絆と多職種の連携で「ゴール」となり、一緒に頑張れる機動力となるのです。訪問する歯科衛生士が、その一端を担っていることを自覚していただきたいと思います。

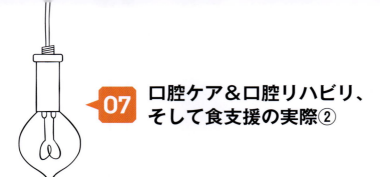

07 口腔ケア&口腔リハビリ、そして食支援の実際②

レット症候群患者

1．症例概要

患者は現在13歳の女子で、レット症候群という診断を受けていました。

この疾患は、1966年にウィーンの小児神経科医 Andreas Rett によって初めて報告されました。神経系を主体とした特異な発達障害であり、初発症状は乳児期早期の外界への反応欠如、筋緊張低下で、それらの症状が軽微なため、異常に気づかないことが多いようです。乳児期後半以後、手の常同運動を主体とする特徴的な症状が、年齢依存性に出現します。本疾患の治療法は、現時点では対症療法のみとされています。原因遺伝子は Methyl-CpG-binding protein2 遺伝子（MECP2）で、基礎的研究が進められているものの、病態解明までには至っていません。

その他にも、誤嚥性肺炎で入退院を繰り返しており、主治医からは「経口摂取をしているが、本当に可能なのか」という問い合わせがあり、また連携医療機関は「これ以上誤嚥性肺炎を繰り返すようなら、永久気管孔（喉頭分離術）を検討する」という見解でした。

●永久気管孔とは？

普段、私たちが呼吸をするとき、空気は鼻または口から入り、咽頭、喉頭、気管、気管支を通って肺に運ばれます。また、食事をするときは、飲食物は口から入り、咽頭、食道を通って胃へと運ばれます。呼吸による空気の入口と、食事による飲食物の入口という2つの入口の部分が、咽頭および喉頭です。このうち、空気の通り道としての喉頭には、声帯を震わせて声を出す働きと、食事のときに飲食物が気管に入らないようにする働きがあります。

誰しも、飲み込みに失敗したり、食べているときに笑い出してむせた経験があると思います。この部分がうまく働かないと、食べたり飲んだりしたものが気管に入ってむせ、大

①訪問依頼 ②情報提供書類より情報収集（確認事項：駐車場の有無など） ③訪問日時の調整（初回訪問は歯科医師と同行訪問） ④訪問し、本人・家族よりお話を伺う（医療面接） ⑤アセスメント	①口腔機能評価 ・咀嚼能力低い（咬合不十分） ・非経口摂取期間が長期 ・頸部不安定 ・体幹保持不十分 ②専門的口腔ケアの実施 ③誤嚥性肺炎予防のために、介護者へ口腔ケアのアドバイス

図❶　歯科衛生士が単独訪問するまでの流れ　　図❷　歯科衛生士の介入

量に入れば呼吸ができなくなってしまいます。

　手術で喉頭を全部取った場合、新しく呼吸のための出入口を作らなければ呼吸ができなくなり、また、そのままでは何も食べたり飲んだりできません。そのため、気管を前のほうに出し、首の皮膚に縫い付けて呼吸をする入口を作り、食事の通り道と分けてしまいます。この呼吸のために開けた穴を永久気管孔と呼び、一生塞がらないようになっています。永久気管孔を設置すれば、喉頭を全部取った後も呼吸ができ、食事もできるようになります。しかし、声は出なくなり、首に穴が開いたままになります[1]。

2．主治医の情報提供書（概要）
- レット症候群の診断で、○○病院小児科を受診
- 誤嚥性肺炎を発症し、喉頭分離術を勧められたものの、摂食嚥下リハビリテーションを目的に当院を受診
- 受診時は、経鼻胃チューブ（NGチューブ）にて経管栄養であったが、間欠的経口経管栄養法（IOC）に変更
- 今後、摂食嚥下機能の改善を目標に、当院でもかかわっていく予定だが、咬合が極めて不良で、歯の生え変わり時期でもあるため、口腔機能管理が必要と思われる。より専門的な口腔ケアと、口腔リハビリテーションをお願いしたい

3．歯科衛生士の介入

　2013年7月から、口腔ケア、口腔リハビリテーションにて歯科衛生士である私が介入しました（図1〜3）。介入後から、誤嚥性肺炎の発症はなく、安定した状態が続いていました。

現状評価
- 誤嚥性肺炎を繰り返している
- 経口摂取は難しい

長期目標の設定
1〜3ヵ月後くらいに達成できそうな目標を設定する

本症例での長期目標（本人・家族の要望）
- 楽しみ程度に味わう
- 代替栄養と可能な範囲での経口摂取

短期目標の設定
トラブルそのものに焦点を当て、数週間以内に達成できそうな目標を設定する

本症例での短期目標
- 口腔内を清潔に保つ
- 誤嚥性肺炎の予防
- 発熱による体力消耗を減少させる

計画立案
目標達成のための計画を立案する
- 口腔ケアの徹底
- 嚥下リハビリ
- 代替栄養（間欠的経口経管栄養法：IOC）

図❸　本症例における歯科衛生計画の立案

　主たる栄養の確保は IOC で、経口摂取は楽しみ程度のペロティキャンディを使用して嚥下訓練も兼ねて行い、「安全に美味しく楽しみ程度に味わう」ことを継続していました（図4、5）。

　ある日、患者の母親から、次のようなメールが届きました。

母親からのメール

　「一昨日、急に38℃まで発熱。IOC から経口補水液を注入するため、私（母親）が経口補水液を購入に外出。帰宅すると、主人（父親）が娘にアイスクリームを舐めさせていま

2013年	7月1日	初診。口腔ケア時のポジショニングをアドバイス
	8日	左右の頰筋の高さに違いあり。表情筋マッサージを実施 ➡日常のケアとして、表情筋マッサージをアドバイス
	8月10日	表情が出てきた（以前は表情筋が硬く、笑顔になれなかった）
	10月7日	日常的に笑顔が見られる。IOC＋楽しみ程度の経口摂取 ➡ペロティキャンディを使用し、舌運動＋唾液嚥下連続訓練
	11月6日	IOCによる栄養確保により、体重が増加
	12月11日	体幹保持が良好になり、学校での滞在時間も長くなる

図❹　初診からの経過

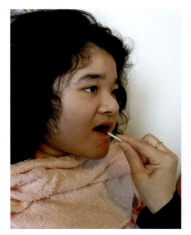 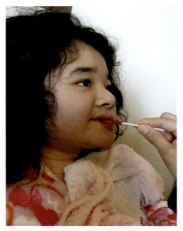 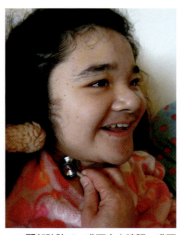

a：ペロティキャンディにて舌運動を誘発し、併せて唾液嚥下を促進させることを目的に実施

b：口唇閉鎖を確認し、併せて唾液嚥下を確認する

c：頸部聴診で、嚥下音を確認。嚥下前後の呼吸音も確認する

図❺ a～c　ペロティキャンディを使用した舌運動＋唾液嚥下連続訓練

した。上手に舐めていると思いました。娘はニコニコしながら、アイスクリームを舐めていました。熱があったので、甘くて冷たいものがすごく美味しかったのだと思います。ずっとペロペロしていました。

　いまは熱も下がり、回復しました。娘は、アイスクリームのパワーで回復したのだと、私は思っています。ゴックンもすごく上手で、ムセも全然なかったです。その後の口腔ケ

> 体調が良好なときに、アイスクリームやペロティキャンディを無理のない程度に少量摂取するのは構いません。摂取途中でのむせ、摂取後の熱発に注意し、何か変化があれば、そのつど連絡してください。
> どのようなアイスクリームやペロティキャンディが口腔機能に合っているかは、歯科衛生士（摂食嚥下リハビリテーション：日本歯科衛生士会認定）に選別してもらいます。

図❻　主治医の見解（主治医より母親に連絡）

アは、しっかり行いました。
　以上、報告します。
　明日の訪問、よろしくお願いいたします」

　　　　　　　　　●

　非経口摂取ではありましたが、日常の会話から、誕生日やクリスマスなどにアイスクリームや生クリームを舐めさせていることは把握していました。往診の主治医には報告済みで、母親は看護師であることから、窒息などのリスクは低いであろうという主治医の見解で、様子をみていました。
　ここでのポイントは、食べさせたことを咎めるのではなく、経口摂取した状況確認が大切です。何を、どのような状況で摂取したのか。その後の口腔ケアの有無、経口摂取後のムセや発熱の有無の確認が重要です。
　そして、母親からのメールは何を意味するのかも、考える必要があります。本来なら往診の主治医や訪問看護師に連絡すべきことを、なぜ訪問歯科衛生士である私に報告したのか、です。
　私はおそらく、「主治医とのパイプ役になってほしいからではないか？」と考えました。私は母親に、「私から主治医に報告し、今後のことを検討していただきましょうか？」と返信しました。すると、「よろしくお願いいたします」との回答がありました。そのあと、私はすぐに主治医に連絡を入れました。
　主治医と相談した結果、まずは、医療面接を行い、現状の嚥下評価（家庭でどのようなものを摂取させたかなど）をして、食支援を立案する方向で一致しました（図❻）。

【参考文献】
1）国立がんセンター：がん情報サービス https://ganjoho.jp/public/index.html

3章

食支援

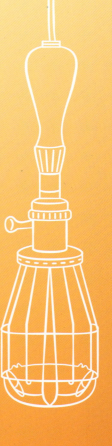

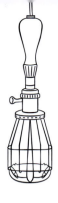

01 「少しでも経口摂取させたい」に応えるために

「いつもドロドロのペースト食。形あるものを食べさせてあげたい」

患者さんやその家族からこんな相談をされたら、どのように応えますか？　今号では、食べることを諦めても、味わうことを諦めないために、訪問歯科衛生士として何ができるのかを考えてみたいと思います。

経口摂取困難と診断された本人と家族へ配慮すべきこと

経口摂取困難と診断された本人と家族には、安易に「口腔ケア＆口腔リハビリをすれば食べられますよ」と言ってはなりません。摂食嚥下の問題は、窒息と背中合わせなので、まずは口腔機能の評価として食事風景を観察しましょう。

摂食嚥下機能の評価をする際、舌や顎の動き、口腔内の麻痺、口唇の閉鎖、一口の量、食べるペース、食具、上肢の可動域などの情報を得るために、食事の様子を観察することが重要です。また、主食・主菜・副菜は統一されていても、飲みものにとろみの調整ができてない場合もあるので、テーブル上にあるものすべてを確認しましょう（図1、2）。

食事の様子を観察することで口の動きを確認し、適切な介助の方法などを検討します。また、食後の情報として、摂取量、発熱、嘔吐、便通なども確認し、安全に摂取できているかを評価します。

食べる環境が整っていなければ、口腔機能と食形態がマッチしていても危険が伴います。食事場面を評価するとき、普段の食事の困りごと（食前・食後に痰がゴロゴロしていないか）、当日の体調（便通）、普段の食後の様子などの情報を収集しておきましょう。いろいろな職種が摂食前後の場面を見ておくことで、それぞれの職種の視点からより適切に介入できます。

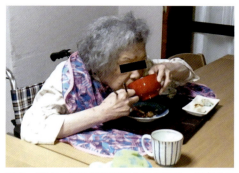

図❶ 現在、居住型施設に入所の患者。在宅時は、ソファーにローテーブルで食事を含む日常生活をしていた。誤嚥のリスクを想定し、食事のポジショニングを検討するため、外部観察を実施

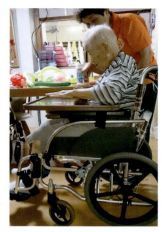

図❷ 車いすにテーブルを取り付け、食事時のポジショニングを検討している。小柄な方にはテーブルが高すぎるため、食器の中身が見えず、食べ残すことがある

意外と知らない？　とろみ剤

現在、とろみ剤は数えきれないほど出回っています。とろみ剤は、時間や温度によって質感、味に変化が現れることもあります。とろみをつけるのは誤嚥の予防であり、飲み込みをよくするわけではないことを理解しておきましょう。とろみをつけすぎると、飲み込むときにさらに力が必要となり、風味や食感が悪くなるなど、むしろ飲み込みには不利になることもあります（表1、図3）。

●経口にてエンシュアやラコールを摂取しているときの注意点

とろみがついていると口腔内に付着しやすく、不潔になりやすいので、残存歯がある場合は、口腔ケアによる清潔保持を徹底しましょう。

事例1：「楽しみ程度に食べさせたい」

経鼻経管栄養で楽しみ程度に経口摂取していた男児が、VEの結果、経口摂取が不可能になりました。保護者は「食事禁止と言われ、ずっと食べさせられず、もどかしいです」とやるせない思いを吐露されました。食べることを諦めなければならない、もどかしさが伝わってきました。こんなとき、歯科衛生士としてどのようなサポートができるのかを考えた結果、専門的口腔ケアの際に好みの飲みものをスポンジブラシで味わってもらうこと

表❶ とろみの目安(参考文献[1]より引用改変)

とろみの強さ(4段階)	✚✢✢✢	✚✚✢✢	✚✚✚✢	✚✚✚✚
硬さの目安(N/㎡)	〜200	200〜400	400〜700	700〜
とろみのイメージ	フレンチドレッシング状	とんかつソース状	ケチャップ状	マヨネーズ状
イメージ図				
使用量の目安	←1g→	←2g→		←3g→

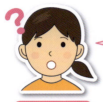

お茶や味噌汁でムセます。
とろみを使ったほうがよいですか?

患者の家族・
介護スタッフ

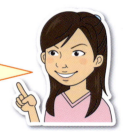

牛乳や乳酸菌飲料ではどうですか?
それらを上手に飲めたら、
お茶や味噌汁も牛乳程度の質感に
なるよう、とろみをつけてください。
また、牛乳でムセるようなら、
飲むヨーグルトで確認してみてください

図❸ 多職種や患者の家族にとろみのイメージをわかりやすく伝えるコツ。どのようなものでどのようにムセるのか、どのようなものならムセないのかを確認する

を提案しました(図4)。ゴックンと飲み込めない方に、味わうだけの行為は「嫌がらせだ」と思われる方もいるかもしれません。しかし、食べることは諦めても、味わうことを諦めないようサポートする歯科衛生士として携わっています。

事例2:「お餅が食べたい、食べさせたい」

お粥やペースト食が食べられる口腔機能ならば、お粥をお餅風にアレンジして召し上が

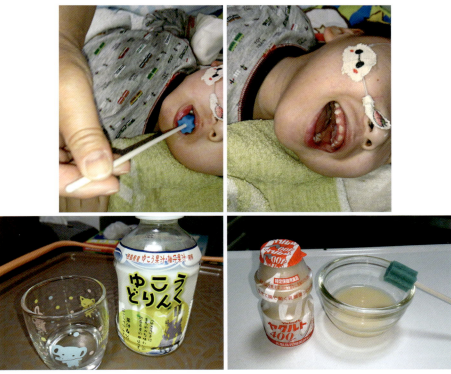

図❹　経口摂取ができなくなった患児に、専門的口腔ケア後、好みの味で口腔清拭する。その後、きれいな水で口腔清拭すること

ることが可能です。レトルト食品のお粥（介護食品がお勧め）にゲル化剤を加えて混ぜ、人肌に冷まして形成します。好みで、よもぎパウダーを加えてよもぎ餅にしたり（**図5**）、食紅を加えて紅白のお餅に仕上げます。

●食品による窒息。なぜお餅はダメなのか？

「お餅は喉に詰まる危険がある」ことはわかっていても、その理由を説明するのは案外難しいものです。

お餅は、体温に近い40℃以下になると固くなる性質があります。たとえ熱々に調理されたお餅でも、つきたてのお餅でも、口に入れて体温まで下がると固くなります。また、

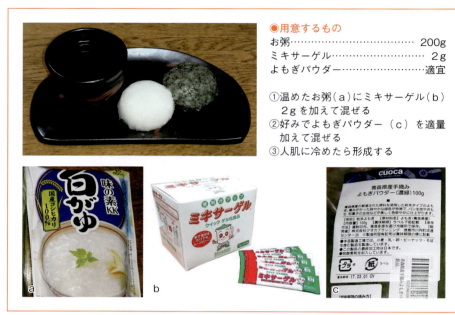

図❺　お粥を使ったお餅風レシピ

口の中や気道の入口にお餅が張り付いて剥がれない場合、窒息に繋がることがあります。加えて、加齢とともに口腔機能は低下しますし、唾液の分泌が減ることで、食べものが飲み込みにくくなります。

事例3：「経管栄養だが、大好きないちご大福を味わってもらいたい」

　意思疎通が困難な方で、好物で味覚刺激を与えたいという家族の思いに応えて、いちご大福の風味を再現しました（図6）。専門的口腔ケアの後、再現した風味をスポンジブラシにつけ、舌と軟口蓋に塗って、舌運動を促します。最後は、清潔保持のための専門的口腔ケアを行います。

● 五感で食べることを意識する（味覚、嗅覚、視覚、触覚、聴覚）
- 調理する前のいちごを見せ、視覚に訴える
- 冷えたいちごを口唇に触れさせることで、触覚に刺激を与える

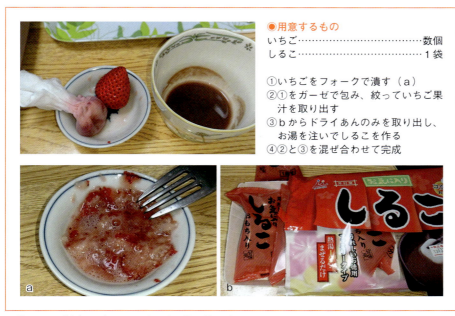

図❻　いちご大福風味のレシピ。舌や軟口蓋で味わってもらう

- いちご果汁を作るときの香りを嗅がせ、嗅覚に刺激を与える
- 調理中の食器の音や会話などで、聴覚に刺激を与える
- 「いちご大福ですよ」と声かけをして、味わってもらうことで味覚を刺激する

　上記のことを行った結果、いちごを視覚に訴えた際に追視がみられ、口唇にいちごが触れるとわずかに口角が動き、味わってもらうことで、舌運動がみられました。このようなわずかな動きですが、家族の方に喜んでいただきました。

事例4：「施設利用者に、同じおやつを食べさせたい」

　常食からペースト食まで、さまざまな食形態で給仕している施設利用者に、馴染みのあるおやつを作って全員に同じ形態のものを食べさせたいと、施設職員の方から相談があり、とろみ水を凍らせて作るかき氷をアドバイスしました（**図7**）。とろみ水で作ったかき氷は、普通の氷と違って緩やかに溶けるため、ゆっくりと味わうことができます。このとき、意

●用意するもの
水‥‥‥‥‥‥‥‥100cc
ソフティア‥‥‥‥‥3g
好みのシロップ‥‥‥適量
練乳‥‥‥‥‥‥‥‥適量

① 水100ccにソフティア3gを入れ、かき混ぜて凍らせる
② かき氷機に①を入れ、かき氷を作って好みのシロップをかける

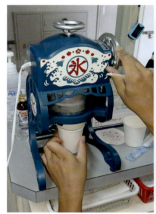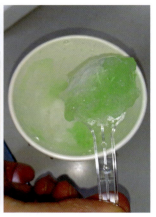

図❼　かき氷レシピ。とろみ水を経口摂取できる方が対象（参考文献[2]）より引用改変）

　意思疎通できる方には、好みのシロップを選んでもらいました。その結果、補水のコントロールがうまくいかない利用者も、夏祭りの雰囲気でかき氷を懐かしみ、おかわりをするなど、普段より多く水分摂取が可能となりました。いつもはペースト食で、普通のご飯が食べたいと切望する利用者も、他の利用者と同じものを摂取できて喜ばれました。施設職員も、利用者の楽しんでいる様子を見て、たいへん満足していました。

　たとえ誤嚥のリスクがあったとしても、唾液の飲み込みがうまくできているかを確認し、食べることを諦めても、味わうことを諦めたくない。私はその思いに寄り添える歯科衛生士でありたいと考えています。

【参考文献】
1） 日本介護食品協議会：http://www.udf.jp/outline/udf.html
2） あかいわチームクッキング：きょうもいっしょに食べよ！病院の栄養士が考えたおいしい嚥下食レシピ．ライフサイエンス出版，東京，2015．

栄養管理を学び、食支援に活かそう 02

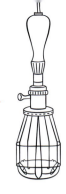

　経管栄養とは、摂食嚥下障害などが原因で、自力で上手に食べられない人の栄養確保をサポートするための手段です。経口で十分な栄養摂取が望めないとき、低栄養予防のために経管栄養を行います。栄養の確保には、経鼻経管栄養（NGT）、胃ろう（PEG）の他、間欠的口腔食道経管栄養（IOCまたはOE）、中心静脈栄養（IVH）などがあります。今号では、それぞれの特徴を解説します。

経管栄養

　経管栄養は、胃や腸に管（チューブ、カテーテル）を通し、胃に栄養剤を直接入れる、自然かつ生理的な方法で、経鼻経管栄養、胃ろう、腸ろうなどに分かれます。経静脈栄養と比較して、管理が簡単で介護負担をかけずに、生命維持に必要な栄養を補給できます。しかし、チューブが挿入されることへの不快感や誤嚥性肺炎のリスクがあり、徹底した口腔ケアが必要となります。日ごろの口腔ケアにより、口の中を清潔にすることと、口の機能を低下させないことが重要です。つまり、専門的口腔ケアを行う私たち歯科衛生士の腕の見せどころです。

　経口摂取しないことによって咀嚼を必要としないため、唾液分泌量が減少します。そのため、唾液による自浄作用が低下し、細菌が繁殖しやすい環境になります。また、嚥下運動が少なくなり（唾液嚥下のみ）、嚥下機能が低下し、唾液や胃食道逆流による誤嚥を起こしやすくなります。このことにより、不衛生な唾液や胃の内容物が肺に誤って入り、誤嚥性肺炎の原因となります。口腔内の不潔による誤嚥性肺炎の予防には、専門的口腔ケアの実施が重要です。

1．経鼻経管栄養

　経鼻経管栄養（NGT：図1）とは、消化管を利用して栄養を摂取する「経腸栄養法」の1つです。細いチューブを鼻腔から通し、胃または十二指腸まで挿入します。挿入した

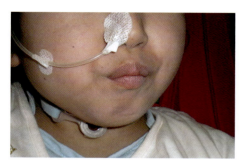

図❶　経鼻経管栄養（NGT）

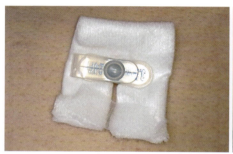

a：ボタン型

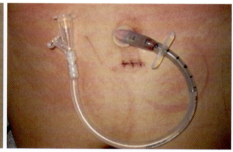

b：チューブ型

図❷ a、b　胃ろう（PEG）

チューブを通じて、水分や栄養、薬などを投与します。口から栄養を摂取できなくなった際にとられる手段です。

2．胃ろう

　経皮内視鏡的胃ろう造設術（PEG：**図2 a、b**）は、管理が容易であること、患者の苦痛が少ないことから、欧米で瞬く間に普及しました。PEG は、口から食事を摂れない人や飲み込む力のない人に、直接胃に栄養を入れるための小さな第2の「口」をお腹に作ります。施術後、お腹に作った「口」から流動栄養を直接胃に注入します。胃ろう増設後でも、すべての食事を胃ろうに頼るわけではなく、必要に応じて、口から食事を摂ることもできます。口からの嚥下に問題がなくなったら、胃ろうをなくすことも可能です。その場合、お腹のろう孔は自然に塞がっていきます。

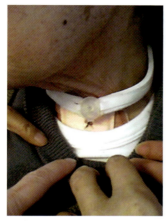

図❸ 経皮経食道胃管挿入術（PTEG）

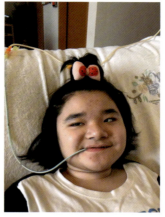

図❹ 間欠的口腔食道経管栄養（IOC または OE）［患者家族のご厚意による］

3．経皮経食道胃管挿入術

　経皮経食道胃管挿入術（PTEG：図3）は、日本で開発された手技で、まだ歴史が浅く、広く普及するには至っていません。しかし、PEG が困難な例にも施行可能で、内視鏡を用いないなどの利点があります。胃切除術後や有腹水例などで PEG が行えない方に、PTEG を行います。

　PTEG は、まず頸部食道（左鎖骨の上、数cm付近）にエコー（超音波）と透視で確認しながら食道ろうを作ります。そこに長いチューブを留置し、先端を胃で開孔させる手術をします。手術は30分程度、入院も1週間程度です。これにより、頸部の自由度が向上して QOL の改善が期待できます。

4．間欠的口腔食道経管栄養

　間欠的口腔食道経管栄養（IOC または OE：図4）は、食事のたびに食道まで管を入れて注入する方法です。食道に注入することで、栄養液が食道の蠕動運動を起こして胃に運ばれるため、より生理的な食塊の流れに近くなります。これによって消化器の働きが活発になり、下痢や胃食道逆流の減少が期待でき、注入時間も短くなります。また、間欠的であるため、注入以外の時間はチューブに縛られることなく過ごせます[1]。

経静脈栄養

　経静脈栄養は、血管に点滴や輸血をする方法で、末梢静脈栄養と中心静脈栄養に分かれます。腸の機能が衰えていても水分や栄養分の補給ができますが、経管栄養と比較して、管理が複雑で介護負担が大きかったり、生命保持に必要なほどの栄養補給にならない場合もあります。

1．末梢静脈栄養

　末梢静脈栄養（PPN）は、短期間（目安としては2週間以内）、口から必要なカロリーや水分などが十分に摂取できない場合に、末梢の静脈を通して栄養補給などをする方法です。

2．中心静脈栄養

　中心静脈栄養（IVH）は、心臓に近い中心静脈に挿入したカテーテルを介して、高カロリー栄養輸液を投与する療法で、完全静脈栄養法（TPN）とも呼ばれています。おもに、経口から栄養摂取が困難な場合や、消化器の栄養吸収が不可能な場合、静脈栄養が長期化されると予測される場合に用いられます。ただし、IVHの適応基準は、患者の状態などによって異なります。

　IVHに用いられる輸液は、アミノ酸や糖質、脂肪、ビタミンなど、生命維持に必要な栄養素が含まれています。また、この輸液は濃度が高いため、血管壁に静脈炎などの損傷を起こしやすくなります。このため、血流量が多く、すみやかに希釈できるような太い血管がある中心静脈から、細いカテーテルで注入する必要があります[2]。

　栄養管理の環境を整えたうえで、安全においしく経口摂取可能かを判断し、口腔機能にマッチした食形態を選択します。経管栄養で栄養を確保して口腔機能を確認し、どのような食形態なら摂取可能かを見極めます。そして、安全に摂取するための口腔リハビリテーションを実施します。おいしく経口摂取でき、その後で熱発や誤嚥性肺炎の発症がなければ、安全に経口摂取が可能と判断します。

症例

　IOCにて栄養を確保し、経口によって楽しみ程度に摂取可能となった症例を紹介します。
患者：93歳、女性。宅老所で生活
全身既往歴：アルツハイマー型認知症、狭心症、脳梗塞後遺症、高血圧症
　認知症状はあるものの、食事はペースト食を全介助でほぼ全量摂取できていましたが、

表❶ 退院から1週間後の口腔機能チェックと嚥下評価

口腔周囲・舌	唾液分泌	呼吸	唾液嚥下	痰吸引	熱発
麻痺なし	良好	安定	良好	(−)	(−)

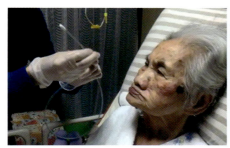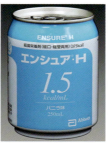

図❺ 左：家族によるIOCの実施。右：経腸栄養剤（経口・経管両用）。エンシュア®・H（バニラ味）［アボット］

ラクナ梗塞で急性期病院に入院となりました。15日後、NGTで退院しました。

退院から1週間後、歯科医師・歯科衛生士が口腔機能チェックと嚥下評価を行いました（表1）。退院から2週間後、NGチューブを交換する際、NGチューブを抜いた状態で、再度嚥下評価を行いました。多職種（主治医、歯科医師、歯科衛生士、介護福祉士、家族、宅老所代表）と情報交換および今後の方向性を協議し、NGTではなく、IOCを選択しました。

退院から3週間後にNGチューブを抜管してIOCに変更し、朝・夕はIOC（図5）、昼は経口にてゼリーを摂取するようになりました（図6～8）。IOCの前後は、口腔ケアを徹底しました。

● ゼリー摂取時

呼吸安定、嚥下良好（頸部聴診）、SpO₂：99％、脈拍（P）：55

その後も状態は安定し、おもな栄養はIOCから摂取して、安全においしく経口摂取を継続しています。時には、自宅の味噌汁や好物の甘酒などをIOCから摂取する際に、それらをスポンジブラシに浸して口腔内を拭い、味わってもらいました。家庭の味を味わえ

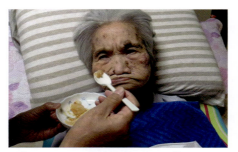
図❻ おかゆゼリーで作ったわらび餅

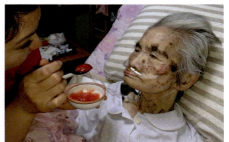
図❼ スイカのジュレを経口にて摂取

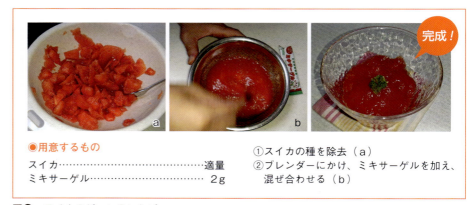

●用意するもの
スイカ……………………………適量
ミキサーゲル……………………2g

①スイカの種を除去（a）
②ブレンダーにかけ、ミキサーゲルを加え、混ぜ合わせる（b）

図❽ スイカのジュレのレシピ

ることは、患者本人と家族の満足に繋がります。
　低栄養予防のためには、あらゆる経管栄養の特性を知ることで、効果的に栄養を確保し、可能な範囲での経口摂取、もしくは味わうことのサポートが可能となります。多くの方への食支援が求められているいま、栄養管理の知識は歯科衛生士にも必要な情報と考えます。参考までに、お粥を経口摂取できる方なら召し上がれる和菓子のレシピを図9に記します。

【参考文献】
1) 聖隷嚥下チーム：摂食嚥下ポケットマニュアル 第3版．藤島一郎（監著），医歯薬出版，東京，2011．
2) 看護用語辞典 ナース pedia：kango-roo.com

和菓子の基本A：お粥でお餅風	和菓子の基本B：こし餡
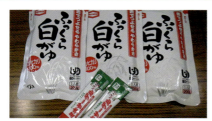	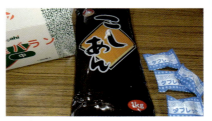
●用意するもの（1人分） お粥（介護食用）200g、ミキサーゲル 2g	●用意するもの（1人分） こし餡 100g、酵素タブレット 1個、湯 100cc、ミキサーゲル 2g
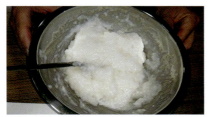	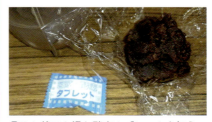
①お粥（介護食用）を温めて器に入れる ②ミキサーゲルを①に加え、スプーンなどで混ぜ合わせる	①こし餡にお湯と酵素タブレットを加え、ブレンダーで1分ほど攪拌する ②ミキサーゲルを①に加え、再びブレンダーで1分攪拌する ③タッパーなどに②を入れて冷ます

笹団子

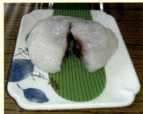

①和菓子の基本Aのお粥で作ったお餅に、和菓子の基本Bの餡を包む
②笹の形をしたバランで包む

いちご大福　応用！

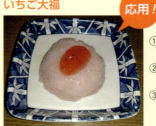

①和菓子の基本Aに、食紅を加える
②和菓子の基本Bの餡を①で包む
③果肉の含まれていないイチゴジャムを、②に少量のせる

図❾　和菓子のレシピ

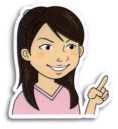

多職種連携

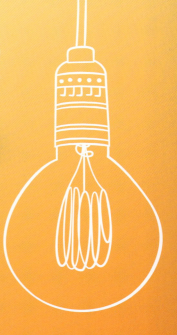

4章

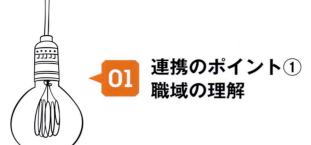

01 連携のポイント①　職域の理解

　多職種連携とは、患者のニーズに応じて多職種がチームを組み、それぞれの専門性を活かし、総合的に医療を提供することです。必要に応じて、それぞれの視点から現状の情報交換を行い、情報を共有します。しかしながら、多職種の職域を知らないことにより、初めの一歩が踏み出せないとの声もあるようです。

　私たちが多職種と連携するには、まず訪問歯科衛生士の職域を彼らに知ってもらうことから始めてみましょう。「訪問歯科衛生士」とは、どんな歯科衛生士なのかを説明できるようになり、そして、次のステップとして多職種の職域を理解していきましょう。

訪問歯科衛生士

　居宅、病院、施設などにおいて、全身状態に配慮しながら、専門的口腔ケアを行う歯科衛生士を指します。誤嚥性肺炎の予防を行い、口腔機能を評価し、必要に応じて摂食嚥下リハビリテーションを行います。口腔機能と食形態をマッチングさせ、口から食べることをサポートします。

　訪問歯科衛生士が行う訪問口腔ケア（居宅療養管理）は、月に4回の訪問であるため、日常の口腔ケアおよび口腔リハビリ（嚥下リハビリなど）は、本人、家族を含む介護者、そして多職種に協力をお願いしなければならないこともあります。この際、多職種との連携が必要になります。

介護支援専門員 ＝ ケアマネジャー

　介護支援専門員（ケアマネジャー）とは、
　「要介護者等からの相談に応じ、及び要介護者等がその心身の状況等に応じ適切な居宅サービス又は施設サービスを利用できるよう市町村、居宅サービス事業を行う者、介護保険施設等との連絡調整等を行う者であって、要介護者等が自立した日常生活を営むのに必

運動機能の回復を支援

理学療法士（PT）

目的：基本動作の回復・維持・悪化予防

内容：障害のある部位に対し、運動療法や物理療法（電気刺激・マッサージなど）により、起き上がり、筋力強化、座位保持、車いす移乗、歩行訓練などを行う

生きがい支援

作業療法士（OT）

目的：応用動作と社会適応のための能力回復

内容：食事、料理、入浴、排泄、歯磨き、遊び、スポーツなどを通して、心と体の両面から回復をサポートする

図❶　理学療法士（PT）と作業療法士（OT）の違い

要な援助に関する専門的知識及び技術を有する者として政令で定める者」（介護保険法　第79条第2項第2号）

とされています。

　もう少しわかりやすくいえば、介護認定を受け、介護保険サービスを利用する方などからの相談に応じたり、利用者の希望や心身の状態を考慮して、在宅や施設での適切なサービスが受けられるようにケアプラン（介護サービス計画）を立てたり、関係機関との連絡調整を行ったりします。また、まだ介護認定を受けていない方に、介護認定を受けられるように支援をします。訪問歯科衛生士にとって、いろいろなことを相談できる存在です。多職種との連携をとるにあたり、連絡調整してくれます。

理学療法士

　理学療法士（Physical Therapist：PT、**図1**）は、ケガや病気などで身体に障害のある人や障害の発生が予測される人に対して、基本動作能力（座る・立つ・歩くなど）の回復や維持、および障害の悪化の予防を目的に、運動療法や物理療法（温熱、電気などの物理的手段を治療目的に利用するもの）などを用いて、自立した日常生活が送れるよう支援する医学的リハビリテーションの専門職です。治療や支援の内容については、理学療法士が対象者一人ひとりについて医学的・社会的視点から身体能力や生活環境などを十分に評価し、それぞれの目標に向けて適切なプログラムを作成します。

　理学療法士を一言でいうなら、動作の専門家です。寝返る、起き上がる、立ち上がる、歩くなどの日常生活を行ううえで基本となる動作の改善を目指します。

　関節可動域の拡大、筋力強化、麻痺の回復、痛みの軽減など、運動機能に直接働きかける治療法から、動作練習、歩行練習などの能力向上を目指す治療法まで、動作改善に必要

義歯を外さずに歯磨き訓練を行う OT へ

あるとき OT による歯磨き訓練に遭遇した。DH の目線では、あきらかに義歯を装着している方に対する訓練であった。義歯を装着したまま、歯磨き指導をしていた！

多職種の協力を促す

魔法のことば❶

OT さん、ご存じかと思いますが、○○さんは上下総義歯のようです。義歯は外して、確認できる汚れは義歯用の歯磨剤とブラシを使用して洗浄し、目に見えない汚れもあるので、義歯洗浄剤を使用いただくのがよいかと思います。誤嚥性肺炎の予防にもなり、私たち（歯科関係者）も助かります。訓練の一環として、義歯は外してお手入れいただけないでしょうか？

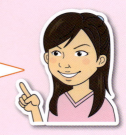

図❷　OT を導くことばがけの例

な技術を用いて、日常生活の自立を目指します[1]。

作業療法士

　作業療法士（Occupational Therapist：OT、図1）は、病気やケガなどが原因で身体に障害や不自由さを抱える人に対して、医師の指示のもとでリハビリテーションを行い、日常生活に必要な能力を高める訓練や指導をする専門職です。

　作業療法士が専門とするのは、「リハビリ」のなかでも身体的・精神的なものになります。身体的なリハビリというのは、関節を動かしたり、筋肉を発達させる訓練を行ったりすることで、身体機能に問題を抱える人をよりよい方向へと導くことです。とくに食事、排泄、入浴といった日常生活を送るうえで必要になる動作（箸を持つ、炊事をするなど）を、リハビリによって訓練します。また、精神的なリハビリは、精神に障害のある人などに対して、考え方を変えたり、あるいは気分を発散させたりするアプローチを行い、社会復帰を図ります（図2）[2]。

言語聴覚士

　言語聴覚士（Speech Therapist：ST）は、ことばによるコミュニケーションに問題がある方に専門的サービスを提供し、自分らしい生活を構築できるように支援する専門職です。ことばによるコミュニケーションには、言語、聴覚、発声・発音、認知などの各機能

口腔ケアを無視して嚥下訓練を行うSTへ

STのなかには、口腔ケアなしで構音訓練＆嚥下訓練を行う方がいる。不潔な口腔での嚥下訓練などに効果があるのか？ 訓練中に汚れたものを誤嚥するリスクを考慮してもらいたい

多職種の協力を促す

魔法のことば❷
ご存じかと思いますが、
汚れた口腔内での訓練は、誤嚥のリスクが高まります。
よろしければ、お忙しいSTさんの介入前の時間に専門的口腔ケアでサポートをさせていただきたいと思いますが、いかがでしょうか？

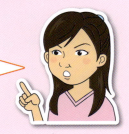

図❸　STを導くことばがけの例

が関係していますが、病気や交通事故、発達上の問題などで、このような機能が損なわれることがあります。また、言語聴覚士は、摂食嚥下の問題にも専門的に対応します。ことばによるコミュニケーションの問題は、脳卒中後の失語症、聴覚障害、ことばの発達の遅れ、声や発音の障害など、多岐にわたり、小児から高齢者まで幅広く現れます。言語聴覚士はこのような問題の本質や発現メカニズムをあきらかにし、対処法を見出すために検査・評価を実施し、必要に応じて訓練、指導、助言、その他の援助を行います（**図3**）。

管理栄養士

　管理栄養士は栄養士の上位にあたる資格で、より高度な知識を求められます。栄養士には認められていない、管理栄養士にのみ認められている業務を、下記に列挙します。
- 病気の人の療養のために必要な栄養指導（主治医の指導を受けることが必要）
- 個人の身体の状況、栄養状態などに応じた健康の保持・促進を目的とした栄養指導
- ある特定の施設における利用者の身体の状況、栄養状態、利用の状況などに応じた給食管理や栄養改善の指導

　「在宅訪問管理栄養士」は、療養者や家族の立場や思いがわかり、最期まで口から食べられることを支援できる管理栄養士です。また、療養者や家族（介護者）が悔いを残さないような療養生活を送るための食・栄養の支援者でもあるので、全国の在宅でそういった支援が展開されていくことが期待されています[3]。

訪問看護師

　訪問看護師は医師の指示のもと、対象者に必要とされる医療処置（カテーテル交換、インスリン注射、点滴、血糖測定など）や、医療機器の管理と指導を行います。対象者が終末期であれば、痛みのコントロールや緩和などの処置を行うこともあります。また、訪問看護師は対象者の健康状態（血圧、体温、脈拍、呼吸など）をチェックし、その状態に関するアドバイスなども行います。さらに、対象者の生活をサポートするのも訪問看護師の役割で、在宅療養者の生活（食事、排泄、清潔、療養環境など）のケアとサポートを行います。対象者によって目的はさまざまですが、自立や社会復帰のサポート、穏やかな精神状態で療養できるようにサポートすることもあります。

　対象者の快適な療養に必要な看護（褥瘡防止と処置、薬剤管理と服薬指導など）とともに、嚥下訓練や呼吸訓練、栄養指導、機能回復ケア（入浴、排泄、外出など）も併せて行います（図4）。

介護福祉士

　ヘルパーと介護福祉士の資格取得者は、基本的に仕事内容は変わりませんが、後者は「ケアワーカー」とも呼ばれ、現場の責任者となって介護者に介護指導を行うこともできます。仕事の領域に違いがあり、介護福祉士は介護のスペシャリストといえます。

社会福祉士

　社会福祉士は、介護職の一員ではありますが、高齢者の方や障害者の方を直接介助したりする仕事ではありません。社会福祉士は、介護を受ける利用者やそのご家族の相談役として仕事をするのが一般的で、ソーシャルワーカーであるといえます。ソーシャルワーカーは、生活するうえで困っている人や生活に不安を抱えている人などに、総合的な援助やアドバイスなどを行う専門職の総称で、社会福祉士はまさにその象徴であるといえます。国家資格の名称は社会福祉士なのですが、役割によってはソーシャルワーカー、生活相談員などと呼ばれています。

訪問薬剤師

　薬剤師は在宅医療で服薬指導を行うことにより、ADLといわれる日常行動動作やQOL

口腔カンジダ症の患者にステロイド軟膏が処方されたときに看護師へ

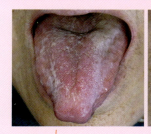
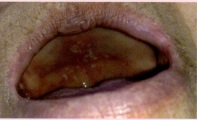

▲子宮がん末期の口腔内

子宮がん末期になり、免疫力低下、食欲低下、口内炎を含む口腔の違和感を訴える患者に、アフタゾロンが処方されていた。歯科医師と歯科衛生士が訪問したときに、口腔内を確認すると、口腔カンジダ症が疑われた。アフタゾロンの使用を中止し、フロリードゲルに変更する必要があることを、主治医のところに在籍している看護師に連絡をした

多職種の協力を促す

魔法のことば ③
○○さんの口腔内を確認したところ、口腔カンジダ症が疑われます。
ご存じのように、カンジダは真菌ですので、ステロイド系はNGです。
誠に恐縮ですが、本日持ち合わせのフロリードゲルがないため、
先生（主治医）に処方していただくことは可能でしょうか。
どうかお力添えをいただきたいです

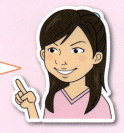

図❹　看護師を導くことばがけの例

（生活の質）の維持を図る、あるいは向上させる役割を担っています。在宅医療を受ける患者のなかには、薬の飲み方や飲み残し、あるいは飲み合わせの問題から、全身状態が悪化するケースがみられます。そんなときに直接患者の住まいへ訪問して、薬を服用しない原因を探り、服用できる状態へと改善を図るのが訪問薬剤師の業務です。

　実際に患者のもとへ訪問することで、どのような飲み方をしているか把握し、飲み方の指導をする、あるいはどのような形態の薬に変えると飲みやすいかなどを判断します。その他、患者や家族から医薬品に関する相談も受け付けます。

訪問介護員 ＝ ホームヘルパー

　訪問介護員（ホームヘルパー）とは、一般的に、サービスを利用されている方のご自宅を訪問し、食事、排泄、入浴などの介助（身体介護・生活援助）を通じ、利用者の生活を支えるサービスを提供するという仕事に就いている方々を指します。

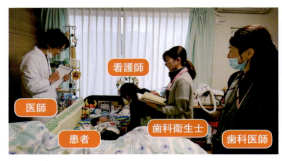

図❺ 5歳の患児について、情報交換をしている様子。普段は経鼻経管栄養だが、今後、経口摂取が可能かどうかを検討。耳鼻科でのVE撮影の結果をもとに、多職種（主治医、歯科医師、訪問看護師、訪問歯科衛生士、通園の先生、通園のSTなど）の見解をすり合わせることにした。ここ1週間の変化なども確認する

- 歯科衛生士が行う専門的口腔ケアを、多職種の方に見てもらう!!（レクチャー）
- 専門的口腔ケアに関する質問に的確に答える。もしくは、解説しながら専門的口腔ケアを実施

専門的口腔ケアは、単なる歯磨き・入れ歯磨きではない！
- 口腔を100％とした場合、歯の占める割合は25〜30％程度
- 専門的口腔ケアは歯磨き＆粘膜のケアである
- 誤嚥性肺炎の予防に繋がる

図❻ 多職種に専門的口腔ケアを知ってもらうためのアプローチ

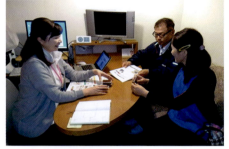

図❼ 介護食を扱う業者から、新商品の説明を受けている様子。彼らも多職種の一員

　私たちはどのようなときに、どのようなことで多職種と連携をとるのか、その一例を図5に示します。多職種に、訪問歯科衛生士が行う専門的口腔ケアについて理解してもらうためには、さまざまなアプローチが必要です（図6）。また、多職種には、介護食などを扱う業者の方もその一員に含まれます（図7）。このような多職種間で連携をとりながら、歯科衛生士もさまざまな情報を展開・共有していくことが求められます（図8）。こうした積み重ねにより、歯科衛生士が単独訪問で専門的口腔ケアを行えるようになるのです（図9）。

【参考文献】
1）公益社団法人 日本理学療法士協会：http://www.japanpt.or.jp
2）Career Garden: http://careergarden.jp/sagyouryouhoushi/work/
3）公益社団法人 日本栄養士会：http://www.dietitian.or.jp/career/specialist/home/
4）訪問介護 NAVI：http://homonkango.net/about/begin/more/0046/

多職種の方にポジショニングの違いを説明

褥瘡対応のポジショニングと口腔ケアや嚥下に適したポジショニングの違いを現場に反映するために、多職種の方に理解していただきやすい資料を見せながら説明する

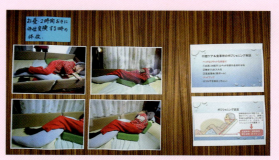

▲褥瘡予防と口腔ケア（食事時）のポジショニングの違い

多職種の協力を促す

魔法のことば ④

ご存じかと思いますが、褥瘡対応と口腔ケアや嚥下に適した体位は異なります。
こちらのイラストのように、足裏がついて床と下顎を平行に保つ姿勢で口腔ケアや食事をすると、誤嚥性肺炎の予防にもなるので、今後の参考にしていただけますか？

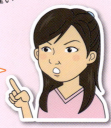

図❽　多職種間で共有したいことの説明例

ケアマネジャーからの情報を把握
（既往歴、症状、家族関係、介護力、保険証など）

誤嚥性肺炎経験の有無、経口摂取に対する思いなど

ここ1週間の体調などの変化を聞き取る	ニーズとデマンドを把握し、目標設定	口腔機能の評価	「歯磨き」ではなく、「口腔ケア」を実施
患者本人だけではなく、介助者の体調や心の変化	ディスカッション	義歯や口腔の汚れ具合、食形態と口腔機能のマッチング確認	麻痺の把握、姿勢の確保、呼吸路の確保

図❾　歯科衛生士が単独訪問で専門的口腔ケアを行う際のポイント

02 連携のポイント② 事例紹介

症例1

患者：Hさん（80代、女性）

　褥瘡があり、十分な姿勢を確保できないまま、経口摂取していました。日を追うごとに、食事中に軽いムセが出始めたため、褥瘡に配慮しつつ安全に経口摂取するには、どうすればよいのかを多職種で検討しました。

- 担当者会議（図1）
- 褥瘡予防と、口腔ケア＆食事時のポジショニングの違いを情報共有（図2）
- 褥瘡の状況を確認後、食事風景を観察（外部観察）し、嚥下状態を確認（図3）

　最近、食事中にムセが出てきていたので、「移乗などで体を動かすと、血圧が乱高下する。薬の副作用の可能性はないか」、「褥瘡ケアのポジショニングのままで経口摂取させるには、無理があるのでは」と考えました。食形態や食事時のポジショニングについて、担当者会議で検討しました。宅老所に入所する前、自宅ではソファーにローテーブルで食事をしており、猫背の状態で食事を摂取していました。入所後も同じ姿勢で食事をしており、ポジショニングについて、たびたび検討していました。その際、ムセはありませんでした。安全に経口摂取できるよう、適切なポジショニングの写真などを壁に貼り、多職種と新たな情報を共有するようにしました。

- ● **DHのアドバイス**
- お茶や水を摂取したときはムセるが、牛乳や飲むヨーグルトはムセずに飲める
    - ➡ お茶や汁物などには、飲むヨーグルト程度のとろみをつける

　多職種と情報を共有した後、褥瘡の回復状況および嚥下状態の変化について、施設代表、ケアマネジャー、歯科衛生士で確認しました（図4）。

　その後、褥瘡の治癒に伴い、ベッドアップが可能となりました。頭を支える頸部の筋力

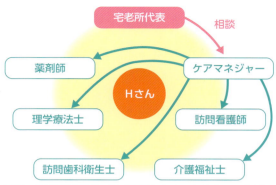

図❶ 宅老所代表が、日ごろ気になることをケアマネジャーに相談し、担当者会議が行われた

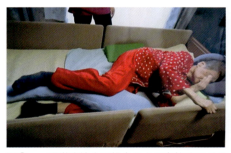

図❷a 理学療法士の視点による安静時のポジショニング

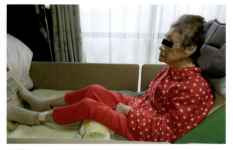

図❷b 歯科衛生士の視点による口腔ケアと食事時のポジショニング

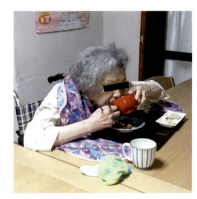

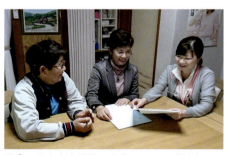

図❸ 外部観察。顔(顎)を前に突き出した状態で食事を摂取することは、誤嚥に繋がる。そのため、車いすやテーブルの高さなどの調整が必要

図❹ 担当者会議後の変化について確認する。左から施設代表、ケアマネジャー、歯科衛生士(筆者)

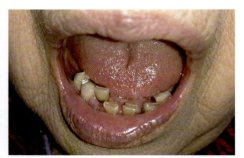

図❺　Aさん（80代、女性）。歯肉の腫れ、出血、発赤がみられる

> 同系の薬剤において顎骨壊死など、顎の骨に副作用が現れることがあり、とくに抜歯後に起きやすい。抜歯により傷ついた顎骨がうまく修復できず、壊死してしまう。もし、歯が浮いたり、歯茎や顎が腫れて痛んだりしたら、ただちに歯科ないし口腔外科を受診する。さらに最近報告されているのが外耳道骨壊死で、外耳炎、耳だれ、耳痛が続く場合には、耳鼻科を受診する。顎骨壊死・顎骨骨髄炎、歯が浮く、歯の奥の痛み、歯茎の腫れ・痛み、顎の痺れ感・腫れ、抜歯など、歯科治療後に腫れや痛みが続く

図❻　ボナロンゼリーの副作用

が回復したため、車いすでの生活時間が増えました。嚥下状態も回復し、とろみ剤が不要になりました。

症例2

患者：Aさん（80代、女性：図5）

　2̄|に動揺がみられ、全体的に歯肉の腫れ、発赤、出血がありました。ご本人およびご家族、友人に医療従事者が多く、サプリメントがお好きで、薬も自分で決めていました。軽度認知症があり、骨粗鬆症治療薬（ボナロンゼリー：図6）を服用していました。

　口腔ケアなどを継続するも、歯肉腫脹、発赤、出血が改善せず、歯の動揺もありました。そのため、骨粗鬆症治療薬の副作用ではないかと考え、主治医に口腔内の状況を報告したうえで、

表❶　薬価基準による歯科関係薬剤点数票の漢方薬（平成26年4月1日現在。参考文献[1]より引用改変）

製品名	規格・単位	薬価（円）	備考
ツムラ立効散エキス顆粒（医療用）	1g	11	歯牙痛、抜歯後の疼痛、歯肉炎など
ツムラ半夏瀉心湯エキス顆粒（医療用）	1g	24.3	口内炎
コタロー半夏瀉心湯エキス細粒	1g	18	口内炎
ツムラ黄連湯エキス顆粒（医療用）	1g	34.6	口内炎
コタロー黄連湯エキス細粒	1g	28.5	口内炎
ツムラ茵蔯蒿湯エキス顆粒（医療用）	1g	8.8	口内炎
ツムラ五苓散エキス顆粒（医療用）	1g	15.1	口渇
コタロー五苓散料エキス細粒	1g	12.8	口渇
ツムラ白虎加人参湯エキス顆粒（医療用）	1g	19.1	口渇
コタロー白虎加人参湯エキス細粒	1g	9.8	口渇
ツムラ排膿散及湯エキス顆粒（医療用）	1g	8.6	歯槽膿漏、歯肉炎
コタロー排膿散及湯エキス細粒	1g	6.3	歯槽膿漏、歯肉炎

（分割経口投与1剤）

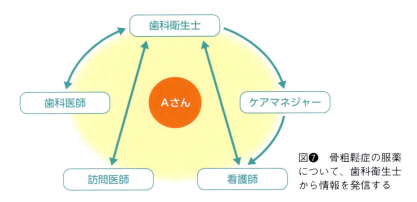

図❼　骨粗鬆症の服薬について、歯科衛生士から情報を発信する

①排膿散及湯（表1）を処方したいが、他の薬との飲み合わせはどうか？
②骨粗鬆症の薬を歯肉に影響のないものに変更することは可能か？
を相談しました（図7）。主治医からは、「骨粗鬆症の薬を一時的に中止し、排膿散及湯を処方してください」との回答がありました。患者さんにツムラ排膿散及湯エキス顆粒（食

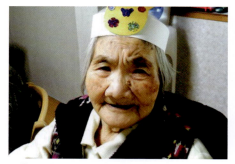
図❽a　普段のKさん

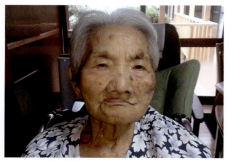
図❽b　口角が下がり、目の焦点が合っていない

間1包／日）を処方し、1週間後に口腔内が改善したことを主治医に報告しました。
● **新たなトラブル**
　2週間後、「顆粒の漢方薬は飲みにくいという理由で服用を拒否されることがある」と、担当看護師とケアマネジャーより相談がありました。歯科での処方は顆粒であるため、主治医に錠剤の漢方薬の処方について相談しました。後日、主治医より、錠剤の漢方薬は医科でも処方できず、薬剤師に相談したところ、自費購入なら可能との回答。ケアマネジャーを通じてご家族の了解を得て、錠剤を服用できる環境が整いました。

症例3

患者：Kさん（90代、女性）

　現場スタッフの介護福祉士より、「いつもと何か違う感じだが、何が違うかわからない」との情報がありました。「いつ、どこが普段と違うと気づいたか」の問いに、「朝の移乗の際、重く感じた」とのことでした。
　午後の歯科衛生士による訪問口腔ケア介入時に、口腔機能には目立った変化はありませんでしたが、口角の下がりを認め、目の焦点が合わなくなっていました（**図8**）。緊急性があると判断し、訪問主治医に連絡を入れました。
● **地域拠点病院に救急搬送されるまで**
　訪問主治医から、現状を確認するよう訪問看護師へ指示がありました。それから訪問主治医による診察が行われ、軽い脳血管障害の疑いがあるとして、地域拠点病院に救急搬送となりました。

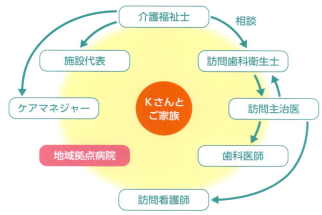

図❾　症例3の多職種との連携（救急搬送されるまで）

　その後、歯科衛生士へ経過を連絡してもらい、歯科衛生士から訪問歯科医師に報告しました。訪問主治医は、ケアマネジャーと施設代表にも経過を連絡しました（**図9**）。

症例4

患者：Tさん（80代、女性）

　主治医の定期訪問時、「舌が黒い」とご家族から相談を受けました。まず、かかりつけ歯科に連絡し、歯科医師が往診して黒毛舌を確認しました。黒毛舌は、蒸し暑い日が続く梅雨時に多くみられます。現れる要因はいくつかあり、抗菌薬の長期服用により、菌交代現象（常在菌が減り、本来ならば少数しか存在しない菌が増殖すること）が起こる、唾液分泌の低下（薬剤の副作用や脱水）、喫煙による色素沈着（タール）などが挙げられます。

　歯科衛生士による専門的口腔ケアを実施し、さらに経口による補水のアドバイスをしました（**図10**）。主治医、歯科医師に口腔ケアとアドバイスした内容を報告し、ご家族を通じてケアマネジャーにも報告してもらいました（**図11**）。

1．DHの視点

　前回の定期訪問時（2週間前）、ご本人から「針を刺す痛みから逃れたい。水分補給を頑張るので、点滴回数を減らしたい」との要望があり、点滴を減量しました。しかし、経口による補水量が足りずに、脱水傾向になったと思われました。

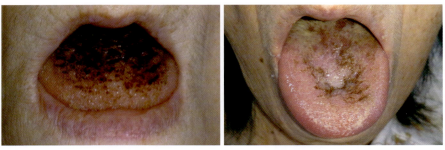

図❿　黒毛舌のケア。洗口液「絹水スプレー」（生化学工業）を使用

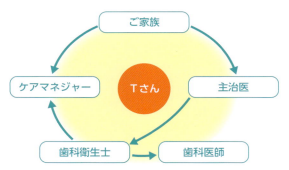

図⓫　症例4の多職種との連携

2．DHの視点からの対策

　黒毛舌に対する口腔ケアのポイントを伝えます。経口による補水のコントロールとして、OS1ゼリーの摂取を推奨し、利尿作用がある緑茶やコーヒーは控えてもらうようにアドバイスしました。OS1ゼリーの他、嚥下状態に合わせた補水ゼリーなども紹介しました。

3．DHの視点からのポイント

　脱水傾向になると唾液分泌が減少し、常在菌であるカンジダ菌が増殖する傾向にあります。口腔ケアで唾液腺マッサージを施した際は、唾液分泌が促されたどうかを確認するようにします。歯科衛生士の視点での判断を、同じく主治医にも報告します。

【参考文献】

1）日本歯科医師会：http://www.kpa.or.jp/wp/wp-content/uploads/2015/03/bed9f0ca3c5748e6b808e7e4aee83c40.pdf

歯科衛生士単独訪問を支える連携 03

　厚生労働省を中心に、施策として「病院完結型の医療」から「地域完結型の医療」へシフトされ、医療は慣れ親しんだわが家、もしくはサービス付き高齢者住宅などで受ける『在宅医療』へシフトしてきています。そのため、訪問歯科診療のニーズは高まってきており、訪問歯科衛生士の取り巻く環境も日々進化し、在宅介護の現場で非常に頼りにされる存在となってきました。本項では、歯科衛生士の単独訪問が増えるなか、「単独訪問＝孤独」と不安になっている方に、多職種連携によって「孤独ではない」ことをお伝えしたいと思います。いま一度立ち止まり、多職種連携とは"多職種のお力添え"と捉えてみませんか？

　多職種連携における情報共有は、キーパーソンであるケアマネジャーに電話やFAXなどで連絡して多職種に情報発信していただいたり、訪問時に在宅介護連携ノートなどの紙媒体で行うことも多いのです。また、最近ではICT（Information Communication Technology）による多職種連携情報共有システムを活用する場面も増えてきています。今号では、多職種連携ツールと、多職種が集まって情報を共有する担当者会議について紹介します（図1）。担当者会議では、「歯科衛生士はどのようなことを行うのか？」、「どのような準備が必要なのか？」、また、「どのような発言が求められるのか？」などを解説します。

多職種連携ノート

1．市販の"健康管理ノート"を活用

　1週間分を記載できる健康管理ノート（ダイソー、図2）を見開きで使用すると、たいへん便利です。左ページは日付・天気・脈拍・血圧・食事の状況など、右ページは日付とメモ欄となっています。メモ欄には、不足情報であるSPO_2・体温・便通などを記載する

```
●担当者会議
・治療計画や方向性について、
  歯科医師と打ち合わせし、担
  当者会議での報告内容を事前
  にまとめておく
  ①治療計画
  ②目標の設定
  ③現在の口腔内の情報
  ④口腔ケアなどのワンポイント
    アドバイス
  ⑤今後の方向性(目標設定)など

●多職種連携ノートへの記載事項
・確認事項
  (酸素飽和度、脈拍、唾液嚥下状況、発熱など)
・口腔内の状況
  (口腔乾燥、食物残渣、プラーク、舌苔、粘膜、
  歯肉などの変化について)
・口腔ケア実施の内容
  (唾液腺マッサージ、歯面清掃、義歯洗浄、舌ケア、
  粘膜ケア、口腔ケア時に実施したことを簡潔に)
・ご家族や多職種へのアドバイス内容などを簡潔に
```

図❶　担当者会議のおもな内容と多職種連携ノートへの記載事項

とよいでしょう。加えて、歯科衛生士からの情報を追記することで、市販の健康管理ノートが多職種連携ノートになります。当然、ご家族や多職種である関係スタッフにも、コメントを記してもらいましょう（図2）。

2．ご家族が作成した多職種連携ノート（藤井洋子さん作成・提供［図3］）

　1日のスケジュールをベースに作成。朝、娘さんがバイタルチェックすることから記載は始まり、尿量・排便・朝食の状況などを記載。午前と午後の訪問看護師によるチェック。昼食・夕食情報。また、訪問医師の項目に加え、訪問口腔ケア（訪問歯科診療）の記載スペースもあります。ご本人の状況に応じて、食事項目がPEG（胃瘻）に変更されたり、酸素情報が追加されたりしています。A4のシートに2日分記載可能ですが、体調の変化があった場合は1日分とし、余白に体調変化に伴う情報（バイタル・投薬・点滴など）を記載できるようにしています。口腔ケア（歯科診療）のスペースには、SPO_2・脈拍・口腔状況・ご本人の反応・ケアのアドバイスなどを記載します。

地域包括ケアシステムと『バイタルリンク』

　地域完結型医療へのシフトを実現するためには、住まい・医療・介護・予防・生活支援が包括的に提供される態勢、すなわち「地域包括ケアシステム」の構築が必須です。地域

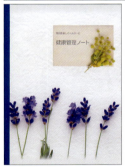

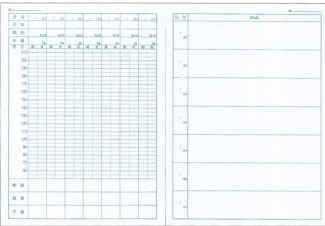

図❷ 多職種連携ツール①。健康管理ノート（ダイソー）

図❸ 多職種連携ツール②。ご家族作成の連携ノート（藤井洋子さんのご厚意による）。A4で印刷し、右側に体調変化に伴う情報を記載できる余白を設けている

包括ケアシステムでは、かかりつけ医、訪問看護師、薬剤師、ケアマネジャー、介護福祉士など、多職種間の切れ目のない連携により、患者さんが住み慣れた地域で可能なかぎり自分らしい生活ができることを目指します（**図4、5**）。

最近では、地域包括ケアシステムの動きを支援するサービスがいくつか登場しています。そのなかで、筆者の住む徳島県では、ICTを活用した情報共有ネットワークシステム『バイタルリンク』（帝人ファーマ）』が導入されています。

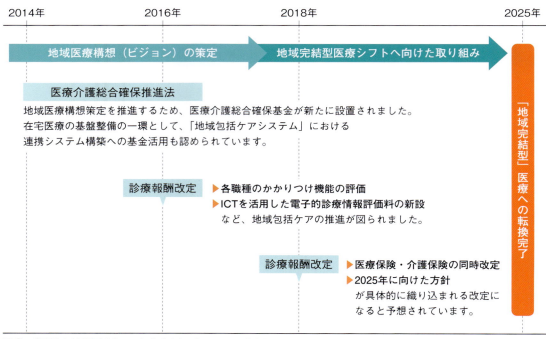

図❹　「地域完結型医療」への転換［平成25年8月6日 社会保障制度改革国民会議 報告書（概要）をもとに引用改変］

1．『バイタルリンク』で課題を解決（図6）

　バイタルリンクは、パソコンやスマートフォン、タブレットを用いて情報の閲覧や登録が可能なため、いつでもどこでも、患者さんの情報を簡単に確認・共有できます。また、分散していたバイタルデータの一元管理が可能なため、経時的な変化を捉えやすくなります。多職種連携に必要なのは、まずは利用者ご本人やご家族から信頼され頼りにされる存在になることです。そうすれば、いろいろな情報を入手でき、必要に応じてその情報を多職種に伝えることが可能となります。『伝えること』が連携の一歩となるのです。

2．施設での多職種連携

　情報収集や情報交換の場面を施設に移して考えてみます。施設にはご本人、ご家族そして何よりも毎日かかわっている施設スタッフからの情報に耳を傾けることが大切です。日

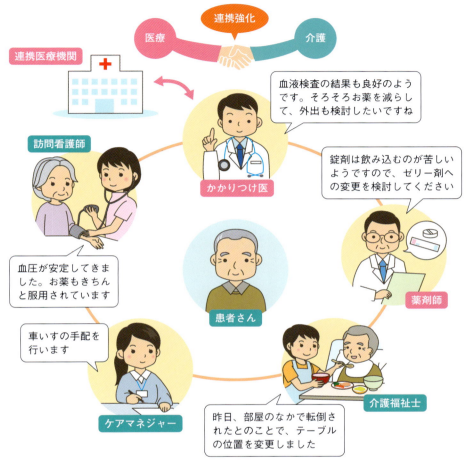

図❺ 地域包括ケアシステムの実現に向けた多職種連携の必要性

常の生活スタイル（いつごろが機嫌がよいかなど）、好みのテレビ番組、自力摂取での食べ方の癖やどのようなときにムセるか、好みの食べものなど、施設利用者の特性を細かく観察しています。私は施設スタッフに気軽に声をかけ、コミュニケーションをとるようにしています。

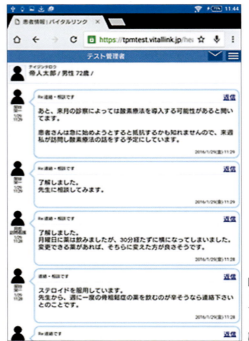

図❻ バイタルリンクを活用することで、いつでもどこでも、患者さんの情報を簡単に確認・共有できる

● Aさん（80代、女性、アルツハイマー型認知症）
　訪問時間は午後4時ごろ。ご家族からの強いご希望にて介入となっていたものの、なかなかAさん本人に受け入れてもらえませんでした。そのため、顔なじみになっているケアマネジャーの立会いのもとで対応していましたが、受け入れは不十分でした。施設スタッフに、「Aさんの介入に、どうしたものかと悩んでいる」と愚痴をこぼしたところ、施設スタッフから「Aさんは夕方になると不穏になる傾向がある」との情報をいただきました。そこで、ケアマネジャーに連絡し、同じ施設のBさんのスケジュールとAさんのスケジュール調整を依頼して午後2時の訪問に変更してみたところ、受け入れが良好となりました。これも、多職種と日ごろからコミュニケーションをとっていたおかげで救われたのです。
　このように、訪問歯科衛生士は独りで悩まず、そばにいる多職種と気軽に相談できる環境を普段からつくっておくことが何より大切なのです。

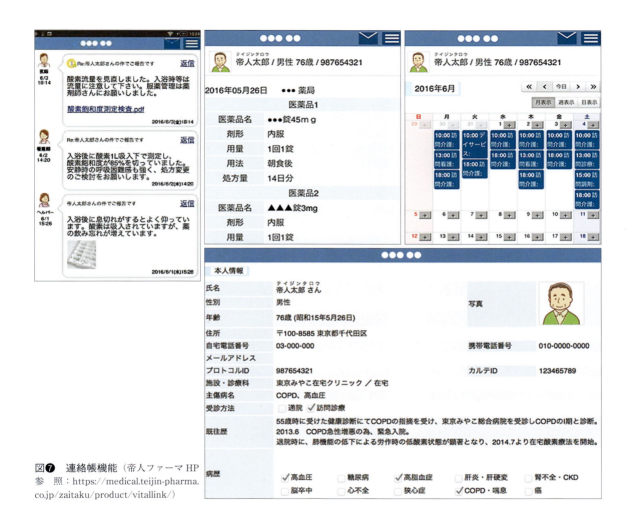

図❼ 連絡帳機能（帝人ファーマ HP 参照：https://medical.teijin-pharma.co.jp/zaitaku/product/vitallink/）

3．バイタルリンクの連絡帳機能（図7）

　この機能は、多職種間における詳細で新しい情報の共有を可能にし、切れ目のない連携でよりよいケアの実現をサポートしてくれます。文字以外に、病状の写真や各種報告書などの画像を添付して送ることもできます。

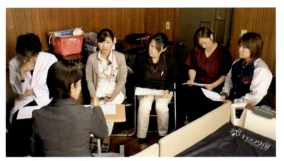

図❽　担当者会議

担当者会議に出席したら（図8）

　歯科衛生士は担当者会議に出席できます。会議に出席することは、多職種連携の大切な場です。訪問歯科衛生士の職域を理解していただくチャンスです。担当者会議の進行はケアマネジャーが行います。会議の目的は、多職種（本人と家族も含む）で情報を共有し、問題提起、改善策、目標設定などを話し合うことです。それぞれの職種間での意見が交わされる会議ですので、口腔状況や食事（口腔機能と食形態がマッチングしているか）など、歯科衛生士の視点で積極的に発言しましょう。発言する際は、専門用語ではなく、わかりやすいことばを使うことがポイントです。

●

　多職種連携の情報共有は、紙やICTなどの媒体が重要なのではなく、それぞれの職域目線で行うことが大切です。そして、対象者である患者ご本人によりよい環境を整備するための態勢づくりを目的に、それらをサポートする多職種が情報を共有しながら各々の力を十分に尽くせることが欠かせないと考えます。多職種連携はわが身を助けるツールと捉え、近くにいる関係スタッフに気軽に声かけして、コミュニケーションをとってみてはいかがでしょうか。

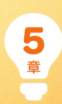
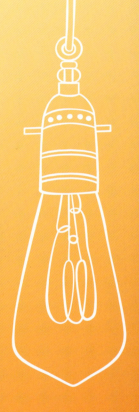

終末期の訪問口腔ケアと歯科衛生士の役割

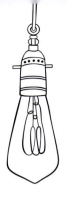

01 終末期の訪問口腔ケア①

　私が歯科衛生士になったころは看護師と違い、歯科衛生士は「死」に直面する職業ではありませんでした。しかし、超高齢社会となった現在では、在宅医療が進み、そのなかで歯科衛生士による専門的口腔ケアの大切さや必要性が広く認められ、私たちも「死」と直面する機会が増えてきました。
　今号では、終末期の口腔ケアの実情をお伝えします。

終末期医療

　要介護者を訪問した際、病態が急変していたとします。通常はすぐに救急車を呼び、必要に応じて延命治療を行います。しかし、要介護者が延命治療を希望していない場合、救急車を呼んでもよいでしょうか。
　終末期とは、病気が治る可能性がなく、数週間から半年程度で「死」を迎えるであろうと「予想」される時期です。終末期の患者に対する看護は、終末期医療、あるいはターミナルケアと呼ばれています。
　終末期医療の目的は、延命ではありません。患者の身体的、精神的な苦痛を和らげ、QOL（生活の質）を向上させることにポイントをおいています[1]。ですから、痛みを緩和してあげることを優先する場合もあります。

1．終末期の口腔ケアの役割

　終末期になると免疫力が低下し、口腔内にトラブルが起きやすくなります。口腔ケアの実施によって、口腔内を清潔に保つことが口臭予防に繋がり、患者本人に爽快感が生まれます。また、部屋のにおいが気にならなくなるので、見舞いに訪れる方の滞在時間が長くなり、その回数も増えます。
　終末期は、入浴や洗髪などの清潔保持にも限界が生じます。いくら在宅サポートが充実しているとはいえ、入浴に耐えられない病態や入浴による熱発、バイタルの変化などが想

定される場合は、訪問入浴が中止になり、清拭も十分にできなくなります。しかし、口腔ケアはその限界の一歩手前まで、家族でもできる唯一のケアです。そのため、家族も実施によって満足感を得られるのです。

2．家族の喜び

「命の電池が切れるそのときまで、できるかぎりのことをしてあげたい」
「好きなものを味わわせてあげたい」
「もう一度声が聴きたい」

歯科衛生士が行う専門的口腔ケアにより、こういった家族の願いを叶えることができます。

私が専門的口腔ケアを行っていたあるときに、患者があくびをして「あ〜」と声を発しました。それを聞いた家族が、「声が出た！　あくびだけれど、何度もおばあちゃんの声が聞こえました！」と、うれしそうに話していました。普通にあくびをしただけですが、そこで発する声がとても大事なのです。

「おはよう」の声かけに「おはよう」ということばが返ってこなくても、あくびをしたときの「あ〜」というその声だけで、家族の喜びになるのです。そのような発声は、家族にとって患者が生きている証になり、同時に癒しになるのです。

患者の家族より、こんなことばをいただきました。

「毎週、歯科衛生士による専門的口腔ケアを待っていました。口腔ケアと口腔リハビリは、すべて歯科衛生士に頼っていました。終末期になり、"そのとき"が近づいてきたいま、家族として何ができるのかと考えていました。浮腫もあり、声かけにも反応しないような状況でも、『口腔ケアは、家族でもできる唯一のケアなのですよ』と、歯科衛生士にアドバイスされて、救われました。教えてもらったことを一度にすべてはできないけれど、複数回に分けて、可能な範囲で口唇ケアや口腔内清拭、保湿をしました。何より、私たち家族にもできることがあると、気持ちがとても楽になりました」

好みのドリンクで口腔清拭

私はよく、患者の好みのドリンクで口腔清拭します（**図1、2**）。私が歯科衛生士になったころは、ヤクルトなどの乳酸菌飲料は糖分が多く、う蝕になるリスクが高かったため、摂取を控えることが当たり前でした。しかし、摂食嚥下を学ぶなかで、「口腔ケアの必要性」

専門的口腔ケア → 味わい 好みのドリンクで口腔清拭 → 専門的口腔ケア 清潔な水で口腔清拭

図❶　口腔清拭の手順

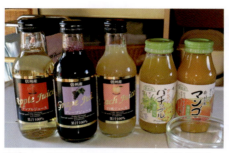

図❷a　患者本人の好みを家族から聞き取り、口腔清拭用のジュースを選ぶ

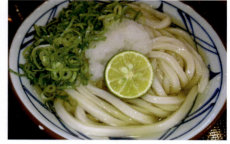

図❷b　好物がうどんなら、出汁で口腔清拭する。かつおや煮干しの香りで嗅覚を刺激する

や、「食べられなくても味わう」ことが、人としてどれだけ大切であるかを教わりました。
　私の現場では、患者に専門的口腔ケアを実施した後、ヤクルトや家庭のオリジナルブレンドのお茶を含ませて絞ったスポンジブラシで口腔清拭をしています（図3）。その際、必ずスポンジブラシを鼻の近くにもっていき、嗅覚を刺激してから行います。そうすることで、昔から慣れ親しんだ香りや味が、患者本人の癒しになります。すると、稀に意思疎通の困難な患者が口をモグモグさせたり、何かことばを発したり、微笑んだりなどの反応をみせることもあります（図4）。それが家族にとって、癒しや活力になるのです。

　歯科衛生士が行う専門的口腔ケアおよび食支援活動は、患者本人はもとより、介護者である家族にまで寄与できる意義深いことだと感じています。このように、終末期における口腔ケアは、命の電池が切れるそのときまで、歯科衛生士が患者や家族にできる緩和ケアであり、寄り添うケアであると考えています。

【参考文献】
1）看護用語辞典　ナース pedia：kango-roo.com.

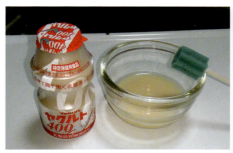
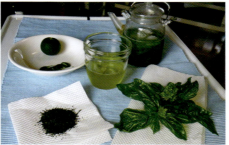

図❸ 左：ヤクルト、右：家庭のオリジナルブレンドのお茶（右）

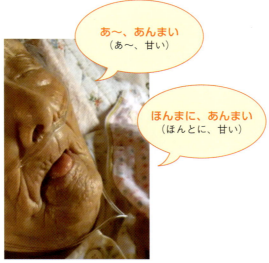

図❹ 意思疎通が困難な方の反応例

01 終末期の訪問口腔ケア①

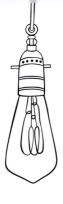

02 終末期の訪問口腔ケア②

「終末期医療とは、病気や事故、老衰などで治療を尽くしても回復が見込めない患者への医療。心身の苦痛を和らげ、このころに時間を穏やかに過ごせるように配慮する。厚生労働省は2007年、『本人の意思決定を基本に医療行為の不開始や中止は医療・ケアチームが慎重に判断する』との指針を策定した。厚労省は近年、『終末期』ではなく『人生の最終段階における医療』との表現を使っている。」（徳島新聞2017年8月4日付より）

前項では、ターミナルケアの目的は延命ではなく、患者さん本人の身体的・精神的な苦痛を和らげることにポイントを置いてケアを行うことであり、いわゆる緩和ケア優先と捉えてほしい旨をお伝えしました（**表1、2**）。

一方で、家族は、「患者さん本人の命の電池が切れるそのときまで、できるだけのことはしてあげたい」、「好きなものを味わわせてあげたい」、「もう一度、声が聴きたい」と思っており、ケアの目的と必ずしも合致しているわけではありません。

本項では、私が訪問歯科衛生士として現場でどのように寄り添って対応しているのか、その事例を紹介いたします。

表❶　終末期の口腔ケアはなぜ大切か

理由①　免疫力が低下し、口腔内のトラブルが頻発するため、その予防や対処を行う
理由②　終末期になると、入浴、洗髪などの清潔保持を家族が介助するには限界が生じる。そのなかで、口腔ケアは家族ができる唯一の介助になる
理由③　家族が患者の命の電池が切れるときまでにしてあげたいことを叶える手助けができる

表❷　緩和ケアとがん

- 「緩和ケア」は、がんと診断されたときから行う、身体的・精神的な苦痛を和らげるためのケア
- がんは、日本人の死因上位に入る病気
- がん患者は、痛み、倦怠感などのさまざまな身体的な症状のほかに、落ち込み、悲しみなどの精神的な苦痛を経験する

乳酸菌飲料など、好みの飲みもので口腔清拭

　私が歯科衛生士になったころは、「乳酸菌飲料はむし歯になるからダメです」と指導していました。しかし、摂食嚥下を学び、口腔ケアや口腔リハビリ、終末期医療のお手伝いをするようになるにつれ、人として「味わう」ことがどれだけ大事かを知りました。

　食事は五感で味わうといわれます。五感とは、視覚・聴覚・嗅覚・触覚・味覚です。ここでの味覚は「食べる」ではなく、「味わう」と捉えます。

　口腔ケアを実施した後、患者さんの好みの飲みものをスポンジブラシに含ませ（絞ってティッシュオフした後）、それを鼻腔近くまで近づけて嗅覚に刺激を与えてから、舌や軟口蓋を拭います。最後にもう一度、清潔な水で口腔清拭を行います。

　好みの飲みものは、たとえば、ヤクルト、カルピス、オロナミンC、オレンジジュース、リンゴジュース、緑茶、麦茶、コーヒー、甘酒などです。時には、わが家の味として、味噌汁、うどん出汁を味わっていただくこともあります。介護者である家族が、要介護者であるおじいちゃん、おばあちゃんの好みのものを選ぶそのこと自体が喜びであり、癒しでもあります。その際、家族の方には、「もしよろしければ、口腔ケアの際に少し味わっていただくことは可能ですが、いかがですか？　ゴクゴクと摂取することは難しいですが……」と必ず伝え、相談しています。

　家族は、決して患者さんがたくさん飲むことを期待しているわけではなく、少しでも口に運び、味わい、香りを感じてもらいたいという思いです。そして、そのときに現れるかもしれない、わずかな反応に期待しているのです。

旬のフルーツ果汁で口腔清拭

　春先にはイチゴやマンゴー、夏にはスイカやメロン、ブドウ、梨など、季節の旬の味を感じてもらいたいと、家族が用意してくださることも少なくありません。そのようなときには、用意してあるフルーツを患者本人に見せて視覚に刺激を与え、ベッドサイドでカットし、ガーゼに包んで果汁を絞ります。ナイフや食器の音、フルーツの香り、時にはカットしたフルーツを口唇に当てて、その温度や感触を感じてもらいます。五感に刺激を与え、そして果汁を味わっていただくのです。その際に、わずかに瞬きしたり、目を大きく見開いたり、口唇を動かしたり、表情筋が動いたりと、さまざまな変化がみられます。家族はそのような変化をみることで、患者さんの「生命力」を感じたいのです。

歯科衛生士が行う緩和ケアとは

　がんのステージにより、放射線治療などによって口腔粘膜疾患が発症する場合があります。その場合、口内炎がひどくなり、唾液を飲み込むにも支障を来すこともあります。医科の往診主治医から連絡をいただき、「何とかならないか」と相談を受けることもよくあります。この場合、単なる口内炎と捉えてはならず、まずは現状を確認します（図1、2）。

　現状を把握したうえで、私がお勧めしているのは漢方薬の"桔梗湯"（図3）です。以前、九州歯科大学の柿木保明先生から、「うがい液として、500ccの水に桔梗湯1包を溶き、1日量として扱う」というアドバイスをいただきました。

　以下、桔梗湯を用い、口内炎が消失傾向になった症例を紹介します。

症例

1．概要

- 患者：80歳、男性
- 病名：上行結腸がん、多発性肝転移・肺転移、認知症、高血圧症
- 症状：腰痛、下肢筋力低下
- ADL（日常生活動作）：
  - ・食事；自立
  - ・移動；見守り、伝い歩きで歩行可能
  - ・排泄；見守り、ときどき尿失禁あり
  - ・清潔；一部介助
  - ・認知；ときどきもの忘れがみられ、聞き直すことが何度かある
  - ・コミュニケーション；視力は問題なし。聴力は、大きめの声で伝えないと聞こえにくい
- 医療処置：
  CVポート[*1]挿入（2017年1月：△△病院にて）
- 現病歴：
　高血圧症、腰痛などで、△△病院に通院していた。2017年1月×日に、倦怠感とふらつきにて△△病院に救急搬送された。入院時の検査において、上行結腸がんの末期状態であり、入院後の1月×日にCVポートを挿入し、妹夫婦と相談のうえ、全身化学療法としてXELODA（ゼローダ）[*2]＋アバスチン[*3]による治療を2コース実施した。導入時、患

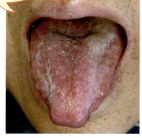
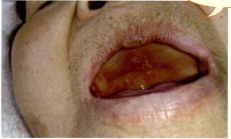

図❶　緩和ケアが必要な口腔の例

患者に痛みを我慢させない
- 患者が痛みを気軽に訴えられるよう配慮する
- 日常の診療で痛みについてつねに患者と話し合う
- なるべく早くから痛みに対応する

多職種と連携

図❷　疼痛緩和のヒント

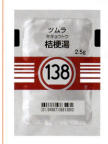

おもに扁桃炎、扁桃周囲炎に処方される

桔梗湯の8つの効果・効能
- 花粉症　・風邪
- 扁桃炎の改善
- インフルエンザ
- 去痰　・排膿作用
- 抗炎症作用　・咳

図❸　桔梗湯

者本人は緩和治療や尊厳死を希望していた。

　抗がん剤による副作用がなかったため、外来で治療を継続予定であったが、やはり家族との相談のうえ、自宅での最期を希望とのことで、A診療所（当院）の紹介となる。

　3月×日、当院外来受診（初回）となり、4月×日より当院による訪問診療開始となる。

＊1：中心静脈カテーテルの一種で、正式には皮下埋め込み型ポートと呼ばれ、皮膚の下に埋め込んで薬剤を投与するために使用する。CVポートは、100円硬貨程度の大きさの本体と、薬剤を注入するチューブ（カテーテル）より構成されている[1]
＊2：がんの切除手術を受けたⅢ期結腸がん患者の治療に用いられる薬物。また、他の特定の抗がん剤による治療で改善が得られなかった転移性乳がんに対する治療にも用いられている
＊3：結腸がん・直腸がんの治療薬「ベバシズマブ」の商品名[2]

- 療養方針、急変時の対応：
  - 自宅で看取りの方針
  - 緊急時のファーストコールは、○○訪問看護ステーション

２．ご本人の思い

「昨夜、夢のような幻視・幻聴があって怖かったです。足腰の関節が弱くなり、力が入りません。これらは、薬の副作用なのかと心配です。また、口の中が痛くて食べられず、つらいです」

- 夜間せん妄の疑い

採血で、ナトリウム（Na）133、貧血は急激な進行なし、補正カルシウム（Ca）9.8、炎症については、レボフロキサシンが開始されていた。ステロイド開始、オピオイドの増量が契機となった可能性を考慮し、まずはステロイド減量にて対応した。

３．家族の思い

「痛さ、苦しさを取り除いてあげてほしい。本人から、延命治療はいらないと聞いています。とくに自宅で最期を迎えたい思いが強いようです。亡くなった親戚の名を挙げて、自分もあのように静かに逝きたいと言っています。できるだけ、兄の願いを叶えてあげたいです」

４．主治医から書面でいただいた問題点

1) がん性腹膜炎、イレウスが発症する可能性がある
2) 肺転移があり、呼吸困難が生じる恐れがある
3) 苦痛緩和のために、疼痛コントロールが必要である
4) 経口摂取が困難となる恐れがある
   ➡ 歯科の介入＆連携
5) ADL低下による、転倒、介護量の増大が予測される

５．歯科の介入

以下のような流れで、口腔粘膜疾患の緩和、義歯の調整を行いました。

1) 歯科医師と歯科衛生士による訪問。残存歯のケアおよび舌を含む粘膜ケア、義歯洗浄を実施し、家族への口腔ケアのアドバイスを行った。併せて、口腔粘膜疾患対策として、取り急ぎフロリードゲルを塗布して終了。
2) その後、歯科衛生士が、往診の主治医に連絡。口内炎の症状を抑えるために、桔梗湯の処方を相談。主治医より連絡を受けた訪問薬剤師により、桔梗湯が届けられる。す

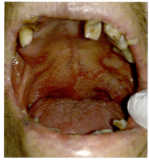
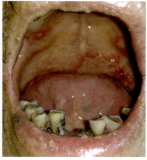

図❹ 口内炎の対応。左：口内炎の痛みを訴える。右：桔梗湯にてうがい2日目。炎症が治まりつつある

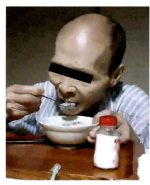
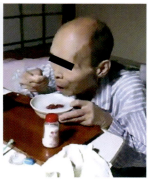

図❺ 義歯調整と桔梗湯でのうがいによって口内炎が改善し、お粥を摂取している

ぐに桔梗湯でのうがいがスタート（図4）。翌日、歯科医師による義歯調整が行われ、口腔粘膜の痛みも和らいできたことから、「少しお粥を食べてみようか」との意欲に繋がった（図5）。これが、最後の食事となり、数日後、天寿を全うされた。

患者の命の電池が切れるその日まで、味わわせてあげたい家族。可能ならば、少しでも食べたい患者本人。私たち歯科衛生士は、状況を適切に把握し、どこまでなら食支援が可能なのか、口腔内の痛みを緩和できるのかを判断し、両者に寄り添っていくべきだと考えています。

【参考文献】
1）化学療法サポート：http://chemo-support.jp/medical-apparatus/cvport.html
2）デジタル大辞泉：https://kotobank.jp/word/%E3%82%A2%E3%83%90%E3%82%B9%E3%83%81%E3%83%B3-187141#E3.83.87.E3.82.B8.E3.82.BF.E3.83.AB.E5.A4.A7.E8.BE.9E.E6.B3.89

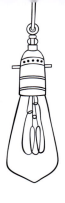

03 終末期における看取りとしての口腔ケアと食支援

　在宅療養を支援する訪問歯科衛生士として終末期医療に携わることは、担当する患者の「看取り」にかかわることにもなります。

　口腔ケアは、基本的に覚醒しているときに実施することとされています。しかし、実際には覚醒していないときにも、口腔ケアを実施しなければならない場合があります。その一例が終末期で、最も口腔ケアが必要であると考えられます。

　また、在宅療養の現場では、口腔以外のトラブルや全身疾患についても把握しておく必要があります。なぜなら、日常における病態の変化、日常生活でのトラブルなども多職種と情報を共有して連携をとることが、在宅療養支援に必要な環境づくりとなるからです。

　たとえば、がんの闘病中なら、疼痛治療を受けています。どのような疼痛治療なのか、疼痛治療によってどのような変化があるのかなどを理解しておくと、後に口腔内に現れるトラブルを回避でき、可能な範囲での食支援に繋げられます。

症例

患者：Nさん（70代、男性：図1）
全身既往歴：食道がん末期（余命1～2ヵ月）、糖尿病、反回神経麻痺、腰椎圧迫骨折

　療養方針として、在宅での看取りを考えていることや在宅介護限界時にはどのようにするかなどの情報を、主治医から受けました（**表1**）。Nさんは、腰椎圧迫骨折後から腰痛を抱え、コルセットを使用していましたが、苦痛から時折外していました。また、オピオイド（**図2**）にて疼痛コントロールを行っていましたが、悪化のおそれもありました。

● がん疼痛治療の目標
①痛みに妨げられない夜間の睡眠
②安静時の痛みの消失
③体動時の痛みの消失

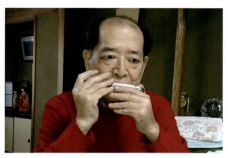

図❶ 呼吸器を鍛えるため、奥様からプレゼントされたハーモニカを吹いているNさん

表❶ 主治医からの情報

療養方針、急変のときの対応
- ファーストコールは訪問看護
- 在宅看取りの方針
- 在宅介護限界時、バックベッドとして○○病院○○科が受け入れる

問題点
- 腰椎圧迫骨折後から腰痛を抱え、コルセットを使用している
- オピオイドにて疼痛コントロールを行っているが、悪化のおそれがある

オピオイド

オピオイド受容体と親和性を示す化合物の総称で、アヘンが結合するオピオイド受容体に結合する物質

わが国で使用できるオピオイドのうち、がん疼痛治療薬として推奨されている代表的なもの
- コデイン
- トラマドール
- モルヒネ
- オキシコドン
- フェンタニル
など

図❷ オピオイド（疼痛治療の一つ）

嘔気・嘔吐
吐き気止めを併用する。1〜2週間で症状が消失することが多い

便秘
ほとんどの人に症状がみられるので、下剤を使用する

眠気
2〜3日、症状がみられるが、自然に消失することが多い

図❸ オピオイドの副作用

●主治医との連携

- 口腔ケアで訪問した際、コルセットを装着しているかどうかを確認する
- 痛みを訴えた場合には、主治医に連絡する

　疼痛コントロールをしている方への食支援活動を行ううえで、オピオイドの副作用（図3）を理解しておくことが重要です。

　疼痛コントロールを行っているときには、薬の変更や追加など、投薬処方が変わることがあります。その場合、副作用として嘔気や食欲の低下、傾眠状態になることもあります。

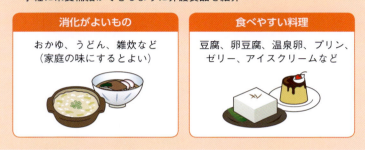

- 規則正しく時間どおりでなく、食べたいときに食べたいものを食べられる量だけ摂取する
- 1食の量や栄養価にとらわれない
- 食事の匂いが嘔気を強めることがあるので、気になる場合は冷たいものにする
- 手軽に栄養補給ができるように介護食品を紹介

消化がよいもの	食べやすい料理
おかゆ、うどん、雑炊など（家庭の味にするとよい）	豆腐、卵豆腐、温泉卵、プリン、ゼリー、アイスクリームなど

図❹　口腔機能や病態に合うものをアドバイスする

　ここで多職種と連携がとれていれば、あらゆる情報が入ってきます。情報の共有により、不測の事態を回避できる可能性が高まるのです。
- 便秘（何日も便が出ていない）
- 食欲がない
- 無理に食べると嘔吐する

　上記のようなときには、無理に食事を勧めないようにアドバイスします。
　患者本人は、家族に「はい、食べて。これ、好物でしょ」と言われても、食欲がなく、身体も受けつけないため、食べたくても食べられないことにストレスを感じます。一方、家族は、食べてもらいたいが、どのようなものなら食べられるのか、何を作ったら食べてもらえるのかがわからないことをもどかしく思い、双方がストレスを感じていることも少なくありません。
　このような場合に、「食べやすいものとして、こんなものがあります」と、口腔機能や病態に合うものをアドバイスしましょう。そして、「規則正しく時間どおりではなく、食べたいときに食べたいものを、食べられる量だけ摂取してください」と伝えます。

そのときが近づいている方のことばに耳を傾ける	最後まで耳は聞こえている！
コミュニケーションを中断してしまうようなことばは避け、「何を考えているの？」と尋ねるように話す	そのときを迎えた方が話せなくても、話しかけるよう心がける。手を握ったり、優しくマッサージしたりする
間近の出来事について傾聴する	**訪問したとき、昏睡状態だった場合**
自分の死後に家族がどうなってほしいか、葬式の準備、愛する人のサポートなどを話すことがあるので、傾聴する	可能な範囲でのケアや家族へのアドバイスを行う。また、そのときを迎えた方との思い出話をすると、家族も心の準備が整えられる

自分がどこにいるか、相手が誰だかわからない

いない人が見えたり（幻覚）、病院ではなく、違う場所にいるかのように勘違いしたりする。寝具や自分の服を引っ張ることもある。幻視や幻聴を訂正せずに、誰が側にいるかを優しく教える

図❺ "そのとき" が近づいてきたら

　また、食事の匂いに配慮が必要となることもあります。匂いによって嘔気が起こる場合には、冷たいものを選びましょう。摂取後の戻り香にも配慮が必要です。手軽に栄養補給ができる介護食品もたくさん出回っていますので、食形態や喉ごしなどにも気を配り、利用するのも一つの方法です（**図4**）。

　歯磨剤の匂いで嘔気が起こり、歯磨きできない場合は、「歯磨剤を使わずに磨いても大丈夫ですよ」と声かけすると、患者本人や家族も安心します。

"そのとき" が近づいてきたら

　"そのとき" が近づいている方のことばに耳を傾けます（**図5**）。時として、自分が旅立った後、家族がどうなってほしいか、どれを遺影写真にしてほしいか、葬儀の内容などを話

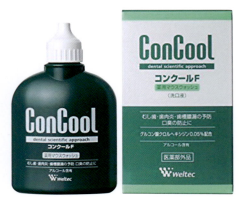

a：コンクールF（ウエルテック）にて、殺菌や口臭予防

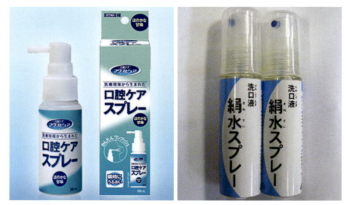

b：マウスピュア®口腔ケアスプレー（カワモト）、洗口液 絹水スプレー（生化学工業）を用いて、口唇や口腔内の付着物の除去を行う

図❻a、b　終末期における口腔ケアで使用する製品の一例

す方もいるので、耳を傾けましょう。

　訪問した際、昏睡状態だった場合は、可能な範囲でのケアを行い、家族にも可能な範囲でのケアのアドバイスをします（図6）。また、家族とそのときを迎えている方との思い出話は、旅立ちの心の準備を整えることにもなります。

エピソード

　Nさんは、夫婦2人で写真館を営み、子どもはいませんでした。食道がんの末期で、在宅医療を受けていました。旅立つ数日前、奥様に「A子と結婚できてよかった。本当に幸せな人生だった、ありがとう」と話されたそうです。「私一人にされたら困るから、もう少し頑張って。私も、幸せよ」と奥様も応えましたが、その数日後、Nさんは痛みのない世界へと旅立ちました。

　旅立った後、奥様はNさんに口腔ケアを施し、義歯を装着させました。「安らかなお顔で送ることができました。最期のケアについて教えてくださって、ありがとう」と、お花を手向けるときに、奥様が涙ながらにおっしゃってくださいました。

　このように、終末期における口腔ケアでは、旅立ちの準備として行わなければならない場面に遭遇することがあります。私たち歯科衛生士が、直接患者の死に直面することになるため、私たち自身のメンタル的なケアも必要となります。一緒に携わった歯科医師や多職種、家族とともに、在りし日の患者の思い出話をすることが、グリーフケアになることもあります。

● 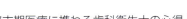グリーフケア

　誰かと死別したとき、受け止めてくれる人の存在や自ら悲しみを整理していく作業が必要です。信頼できる場での心の解放や悲しみを癒すための機会創出、システマティックな心の整理を行うことにより、グリーフ（悲しみ）を軽減させることができます[1]。

　終末期医療に携わる歯科衛生士の心得として、患者の家族および多職種と「その人らしさ」を見守り、人生の役目を終える瞬間までサポートする必要があると考えます。そのためには、口腔だけではなく、全身疾患を把握し、看取りに寄り添ううえで必要な予備知識や引き出しを増やしていく必要があるのではないでしょうか。

【参考文献】
1）日本グリーフケア協会：http://www.grief-care.org/index.html

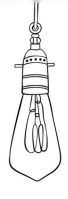

04 歯科衛生士が患者の旅立ちに寄り添うとき

旅立ちのとき

人生の役目を終え、いろいろな旅立ちのかたちがあります。娘が母を、孫娘が祖母を、両親が息子を看取る。なかには、一人でこの世の役目を終える方も……。それぞれの旅立ちを歯科衛生士として、また一人の人間として、私がどのようにかかわっているのかを紹介します。

● Tさん（80代、女性、パーキンソン病）

ケアマネジャーから、口腔ケアでかかわっていたTさんが「先ほど旅立たれました」と連絡をいただいたのが、日曜日の午後でした。私はプライベートで、たまたまTさんのいる宅老所の近くを車で走行中でした。連絡を受けたことを告げ、すぐにTさんのお顔を拝見に伺ったところ、まだ、死後の処置前でした。少し温かみのあるお顔に触れ、エンゼルケアをさせていただきました（当然、エンゼルケアで保険の算定はできません）。

普段のケアと何ら変わることもなく、宅老所のスタッフとともにお声かけし、時折「よく頑張りましたね」と彼女の人生を労いながら行いました。別室にいた息子さんから、ありがたいお礼のことばを頂戴しました。

● Nさん（96歳、女性：図1）

「早朝に旅立たれた」との連絡をケアマネジャーよりいただき、すぐに歯科医師とともにお悔やみに伺いました。安らかな、声かけすると目を覚ましそうなお顔でした。

Nさんには3人の娘がおり、末娘の還暦の誕生日を間近に控えた11月30日に、96年の人生に幕を下ろしました。葬儀と告別式は、当初の予定では末娘の誕生日と重なることになっていました。しかし、Nさんの介護を支えてきた方たちから、「還暦のお祝いに、お婆ちゃんも参加してもらいましょう」との提案で、告別式の日程をずらし、Nさんも布団に横たわって還暦のお祝いの席に参加しました。12月1日、姉たちが用意した還暦の衣

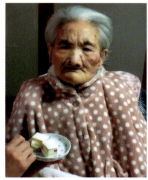 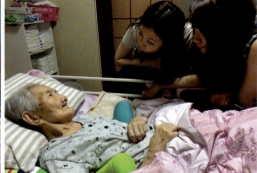 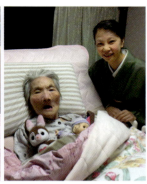

図❶a　生前のNさん。左：クリスマスに介護食ケーキを召し上がった。中央：孫娘たちがお見舞いにいらした。右：終末期、末娘（三女）と記念撮影

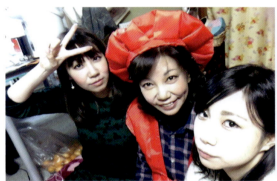 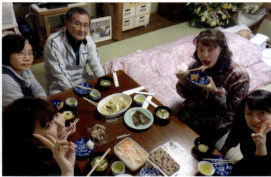

図❶b　末娘の還暦のお祝い。Nさんも布団に横たわり、お祝いの席に参加した

装に身を包んだ三女が、「お母さん、60年間ありがとう」とおっしゃいました。このとき、三女の新しい人生がスタートしました。

● Kさん（31歳、男性、脳腫瘍）

　在宅介護になり、すぐに口腔ケアと嚥下リハビリで介入しました。アイスクリームやゼリーなどを経口で少量摂取し、ほどなく間欠的経口経管栄養法（IOC）による栄養の確保と、楽しみ程度の経口摂取となりました。状態は、低空飛行ながらの安定が続きました。経口摂取では誤嚥性肺炎のリスクがあるため、「味わう楽しみ」に変更し、口腔ケアの際、お好みのドリンクにて口腔清拭を行いました。

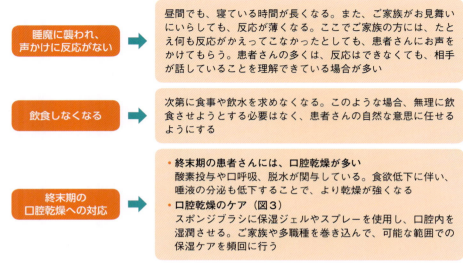

図❷　そのときが近づきつつあるときの対応例

　ある日、容態が急変し、人生の役目を終えられました。その数分後、主たる訪問診療所所属の看護師から旅立ちの報告を受けました。連絡から30分後、私がお顔を拝見に伺ったところ、母親が「今日は十分な口腔ケアができないまま、逝ってしまった」とおっしゃいました。私は、「よろしければ、Kさんの旅立ちの口腔ケアをさせていただいても構いませんか？」と尋ね、歯科衛生士としてのエンゼルケアを申し出ました。ご家族からの了承を受け、エンゼルケアを行いました。

　旅立ちに備える口腔ケアを終えると、Kさんの祖母がアルバムを手にし、どれほどかわいく優秀で自慢の孫だったのか、涙ながらに教えてくださいました。彼が生を受けた意味を教わる貴重な時間を、ご家族と共有しました。

そのときが来たら……

●自分がどこにいるか、相手が誰だかわかりにくくなる

　いない人が見えたり（幻覚）、病院ではなく、違う場所にいるかのように勘違いするようになることもあります。時には、寝具や自分の服を引っ張ることもあります。

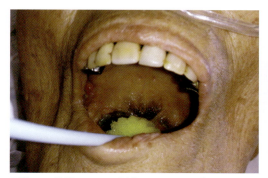

図❸a　乾燥へのケア例①。スポンジブラシに保湿ジェルやスプレーを使用し、口腔内を湿潤させて、ケアを実施

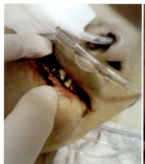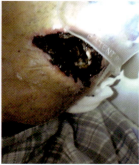

図❸b　乾燥へのケア例②。酸素吸入になると、口腔が乾燥する。必要に応じて、保湿をしながら口腔ケアを実施する。また、出血傾向になると痂蓋状に付着するため、まずは呼吸路を確保する目的で咽頭部のケアを行う

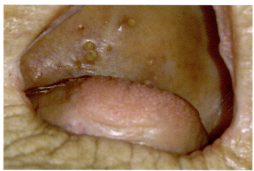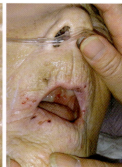

図❸c　乾燥へのケア例③。ステロイド投与が長期になると、顔にニキビができやすくなる。同様に、口腔内にもトラブルが生じがちである。ニキビ様の発疹を潰さないように配慮しながら、口腔ケアと保湿を行う

　そのようなときには、いま、誰が側にいるかを、そっと優しく教えてあげてください。それが患者さんを安心させることに繋がります。

● **幻視や幻聴を訂正する必要はない**

　終末期になると、口数が極端に減ります。しかし、何も話しかけないのではなく、いろいろなことを直接話しかけてみてください。前述と同様に、他に誰が側にいるのかも伝えてください。本人は意識があり、あなたの声も聞こえているけれど、反応できないだけかもしれません。

　その他の対応例を、図2に示します。

お悔やみに伺う時期の配慮

　旅立ちの連絡が入ったら、可能ならば、すぐにお顔を拝見に伺います（**図4、5**）。しかしながら、すぐに対応できない場合もあります。そのようなときは、夏なら2週間後、冬なら3週間後の日を挟んでお花を手向けに伺っています。

● なぜ2～3週間後なのか

　葬儀・告別式の直後は、祭壇は多くの花に囲まれていますが、日を追うごとに花は萎れ、枯れていき、取り除かれていきます。残されたご家族は、その花が少なくなるにつれ、寂しさと悲しみが深まります。夏なら、2週間もすれば花は枯れてなくなります。冬は、暖房のきいた部屋なら同じように2～3週間で花は萎れます。その時期にお花を手向けに伺い、思い出話に花を咲かせます。

　思い出話は、在宅介護を支えてきたスタッフの一員として、在宅介護をまっとうした現実に対し、「人生の役目を終えた方だけではなく、かかわった人たちに後悔をさせない。自分も後悔をしない」といった意味もあります。そして、それがグリーフケアの一端ともなります。

●

　最後に……。多職種の方と、いつでも、どこでも、質の高い「切れ目のない緩和ケア」を提供するために、それぞれの職種でできることを日々考えて歩んでいます。
　緩和ケアの一つとして、癒しの口腔ケアを「命の電池が切れる、その日まで」に提供することが、歯科衛生士に課せられた使命であると考えています。どうか、一人でも多くの歯科衛生士が、緩和ケアにご尽力いただけますように……。

お悔やみのことばを伝える電話例

「この度は、ご愁傷さまでした。お悔やみ申し上げます。
いまはまだ、何かとお取り込み中のことと思いますので、
また日を改めてお花を手向けに伺わせていただきます。
お力を落としのことと思います。
また、お疲れも出るかと存じますので、どうかご自愛くださいませ」

後日、お悔やみに伺う際の電話例

「この度は、ご愁傷さまでした。お悔やみ申し上げます。
いまも、お取り込み中かと存じますが、
お花を手向けに伺わせていただきたいと考えております。
ご都合はいかがでしょうか。よろしければ、
○月○日○時ごろはお取り込み中ではございませんか」＝ 訪問の約束

図❹ お悔やみにかかわる電話例

訪問時期の配慮
- 連絡があったら、基本的にはすぐに訪問する
- すぐに訪問できないときは、電話でお悔やみを伝え、夏なら2週間後、冬なら3週間後を目処にお花を手向けに伺う
  ∥
  ちょうど祭壇のお花が萎れて、ご家族の寂しさと悲しみが深まるころ

持参するもの
- お花（アレンジメント）
- お線香セット

会計のタイミング
- お花を手向けに訪問した際にお願いする
「子どもの遣いのようで申し訳ございませんが、お会計のほうを
よろしくお願いいたします」

図❺ お悔やみの訪問時期の配慮と持参するもの、会計のタイミング

● 著者プロフィール

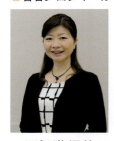

平松満紀美
（ひらまつ まきみ）

NPO法人 健口サポート歯るる 副理事長
瀬戸内総合学院 歯科衛生士学科卒
ア歯科島田診療所、徳島県池田保健所、徳島県西部総合県民局を経て、現在フリーランス
訪問口腔ケア担当歯科衛生士、口腔ケアセミナー・健口教室講師など

● 所属学会および社会活動など

公益社団法人 日本歯科衛生士会会員
一般社団法人 日本摂食嚥下リハビリテーション学会会員
一般社団法人 日本老年歯科医学会会員
歯科衛生士スタディグループ『歯っするメイト』代表
口腔ケアサポートグッズ『発するライト』考案
公益社団法人 日本歯科衛生士会 生活習慣病予防（特定保健指導）認定
公益社団法人 日本歯科衛生士会 在宅療養指導（口腔機能管理）認定
公益社団法人 日本歯科衛生士会 摂食嚥下リハビリテーション認定
岡山大学 摂食嚥下リハビリテーション上級コース修了
MDE認定 デンタルエステティシャン
一般社団法人TOUCH認定 口腔機能指導士

● 製作・執筆

DVD「訪問歯科衛生士単独訪問の実際」（一般社団法人日本訪問歯科協会）
DVD「DH肺炎を起こさないために」（一般社団法人日本訪問歯科協会） 他多数
DHstyle2015年6月号特集「DH肺炎ってなあに？」
DHstyle2016年4月号特集「DHは進化する」
DHstyle2017年1月号〜2018年6月号連載「おひとりさま専門的口腔ケア」 他多数

おひとりさま専門的口腔ケア　歯科衛生士による在宅単独訪問の実際

発行日	2018年9月1日　第1版第1刷
著　者	平松満紀美
発行人	濵野 優
発行所	株式会社デンタルダイヤモンド社
	〒113-0033 東京都文京区本郷 3-2-15 新興ビル
	電話＝ 03-6801-5810 ㈹
	https://www.dental-diamond.co.jp/
	振替口座＝ 00160-3-10768
印刷所	能登印刷株式会社

ⓒ Makimi HIRAMATSU, 2018
落丁、乱丁本はお取り替えいたします

●本書の複製権・翻訳権・上映権・譲渡権・公衆送信権（送信可能化権を含む）は㈱デンタルダイヤモンド社が保有します。
● JCOPY 〈㈳出版者著作権管理機構 委託出版物〉
本書の無断複写は著作権法上での例外を除き禁じられています。複写される場合は、そのつど事前に㈳出版者著作権管理機構（TEL:03-3513-6969、FAX:03-3513-6979、e-mail:info@jcopy.or.jp）の許諾を得てください。